骨健康必听必看

总主编

董 健

U0281914

颈椎病
那些事儿

周晓岗 林 红 编著

上海科学技术出版社

图书在版编目（CIP）数据

颈椎病那些事儿 / 周晓岗等编著. -- 上海 ： 上海
科学技术出版社，2020.9（2024.1重印）
（骨健康必听必看 / 董健总主编）
ISBN 978-7-5478-4917-0

Ⅰ．①颈… Ⅱ．①周… Ⅲ．①颈椎－脊椎病－防治
Ⅳ．①R681.5

中国版本图书馆CIP数据核字（2020）第072773号

颈椎病那些事儿
（骨健康必听必看）
董　健　总主编
周晓岗　林　红　编著

上海世纪出版（集团）有限公司
上海科学技术出版社　出版、发行
（上海市闵行区号景路159弄A座9F－10F）
邮政编码 201101　　www.sstp.cn
上海展强印刷有限公司印刷
开本 787×1092　1/16　印张 7.75
字数 120 千字
2020 年 9 月第 1 版　2024 年 1 月第 2 次印刷
ISBN 978－7－5478－4917－0/R·2084
定价：48.00 元

本书如有缺页、错装或坏损等严重质量问题，
请向印刷厂联系调换　电话：021－66366565

编委会

总主编

董　健

本书编著

周晓岗　林　红

助　理

王会仁　胡安南

本书编委

姜允琦　刘　奕　李　娟　李　琼　李熙雷
李泽方　马易群　孟德华　王晗明　周　健
庄晨阳　王　琳　张　颖

总序

随着互联网日新月异的发展，大众很容易获取所需信息，但各种不正确的信息充斥着网络和传媒，医疗保健知识更是首当其冲。如何将正确的知识以通俗易懂的方式传送给大众，是我们医务工作者必须承担的责任。

本套丛书编者在长期临床工作中发现，久坐、伏案、长时间使用电脑及手机等不良习惯，导致腰突症、颈椎病等以往认为的"老年病"呈年轻化的趋势。与此同时，随着老龄化社会的到来，老年性骨科疾病的患者人数也在不断上升，不同程度地困扰着老年人，如骨关节病、骨质疏松症等，严重影响老年人的生活质量，给家庭和社会造成沉重的负担。这些疾病的治疗和康复需要大众有正确的生活习惯和工作方式，根据疾病的不同阶段，患者也需要针对性的康复和保养建议。

对于任何疾病，预防胜过各种灵丹妙药，骨科疾病也如此，大众若能懂得一些相关知识并在日常生活中加以注意，就可以大大降低各类疾病的发生率，这也是我们十几年来坚持科普的初衷。而医务人员限于临床工作的繁忙，在门诊和住院的有限时间内，无法向患者及家属详细解说。我们感到很有必要从理论上全面、系统地解释清楚骨骼疾病的来龙去脉。因此，我们编写了"骨健康必听必看"丛书，患者及家属就医前通过阅读本系列丛书就能了解疾病的一些基本知识；而住院患者在治疗的闲暇时间也可阅读此书，配合治疗。患者可以有针对性地咨询，医生也可以有的放矢地解释，弥补了外科医生在门诊出诊及住院手术中普遍存在因时间紧张无法做到详细解释的缺憾。

　　复旦大学附属中山医院是蔡元培先生倡议，第一家为纪念孙中山先生并以之命名的、中国人创办的综合性大医院。在砥砺前行的八十余年里，中山医院始终秉承"严谨、求实、团结、奉献"的院训，坚持"一切为了病人"的中山精神，遵循建院先贤"注重平民，普及卫生教育"的倡议。不仅致力于治病救人，而且不遗余力地对社会进行卫生科普教育，科普工作始终走在全国大型公立医院的前列。中山医院骨科也历来就有重视科普的传统，我们在十余年前陆续编写了《专家解答腰椎间盘突出症》《专家诊治腰椎间盘突出症》和《细说腰椎退行性疾病》，以理论丰富、内容实用受到广大读者朋友的欢迎，成为许多患者床边的康复指导书，至今已重印20余次，发行10余万册，并以此为基础获得2014年国家科技进步奖二等奖，被国家相关权威机构推荐。

　　2018年12月，作为大型公立医院的学科团队，在近年国家加快推进健康中国建设的背景下，我们与时俱进，牵头联合复旦大学各个附属医院及新闻学院、公共卫生学院成立了国内首家医学科普研究所——复旦大学医学科普研究所，打造了多学科、多领域、系统、全面的专业医学科普平台。医学科普研究所成立后，我们国家科技进步奖获奖团队精心编撰拍摄了颈椎、腰椎及关节系列健身操视频，这些视频先后被央视新闻、人民日报、新华社等权威媒体推荐，在网络上的播放量已达数千万，获得了很好的社会反响。另外，每年医院内的"中山健康促进大讲堂"科普讲座，骨科举办近30场讲座，为全院最多，时间跨度长达半年。我们把相关视频加以整理，作为丛书配套视频的一部分，让读者在看书的同时，增加获取知识的途径。

　　这套丛书由复旦大学附属中山医院骨科长期从事临床工作的一线医生编写完成，编者对患者的需求和困扰的问题有着最直接的了解和体会，保证了内容的实用性；作为全国知名的三甲医院副主任医师或医学博士以上人员，他们都有留学深造学习的经历，始终走在专业发展的前沿，从而能保证内容的权威性、先进性；丛书设计的问题多为患者提出的，我们结合临床实践，内容上层层深入，涵盖疾病的病因、病理、临床表现、诊断到治疗和自我预防，重点介绍了目前医学界对这些疾病的最新认识、最新诊断、治疗技术和康复预防方法,希望不但能"治已病",还能"治未病"。本系列丛书适合不同年龄及层次的人群,也适合医学生、低年资医生和基层医务工作者阅读。

国家卫生健康委员会有突出贡献中青年专家

上海市科技精英,上海市领军人才

复旦大学医学科普研究所所长

复旦大学附属中山医院骨科主任,脊柱外科主任

二级教授,主任医师,博士生导师

董 健

2020 年 6 月

前言

■
■
■
■

科技的进步将很多人从体力劳动中解放出来，坐在电脑前即可完成工作，但是长期伏案，以及手机等移动终端的普及，却也给"低头一族"带来了新的烦恼——颈椎病。据国内最新调查，颈椎病患病率为 $10\%\sim15\%$，全国有 2 亿左右的颈椎病患者，颈椎病已成为严重影响现代人健康的重要疾病之一。

大量的临床实践告诉我们，生活中人们普遍缺乏颈椎病防治的相关知识。很多人对于颈椎病早期表现不够重视，开始出现相关症状时缺乏自我认知。一方面，发病年龄有年轻化的趋势，且没有及时治疗，一旦出现神经损伤常常会影响肢体功能，甚至导致瘫痪。另一方面，不少人但凡出现颈部疼痛、头晕、头痛、恶心、耳鸣，首先想到的就是颈椎病，而很多真正的病因可能被忽视和掩盖。因此，让广大患者更清楚地了解颈椎病，就显得尤为重要，这不仅可以使大家配合医生及时有效地对症治疗，还能争取更好的治疗效果。对于任何疾病而言，早期预防胜过任何灵丹妙药，颈椎病也是如此。颈椎病的发病，大多和不良生活工作习惯息息相关，如果大众能通过科普了解一些相关知识，并在日常生活中加以重视，往往可以降低其发病率。

本书以实用性、科学性为理念，采用三级标题、一问一答的形式，大多数问题是在临床工作中患者反复询问的。因临床工作繁忙，平时医生的回答往往欠详细，我们感到很有必要全面、系统地给患者朋友们解释清楚。本书完整地介绍了目前医学界对颈椎病这一疾病的认识，同时鉴于近年来颈椎病发病年轻化、新手术增多以及新技术的发展和应用,也介绍了最新的治疗手段和预防康复方法。希望本书能够为大家答疑解惑,也补充我们在门诊和病房诊疗中解释时间的不足,让正在受到颈椎病折磨的患者知道如何配合医生治疗,让手术后的患者学会如何更快康复、避免复发,让大众更好地在日常生活中注意预防,减少发病。

在国家加快推进健康中国建设背景下,我们团队牵头成立了国内首家医学科普研究所——复旦大学医学科普研究所,打造多学科领域、系统、全面的专业医学科普平台。研究所成立后,我们国家科技进步二等奖获奖团队精心编撰拍摄并推出的第一份科普作品《颈椎健身操》系列微视频被央视新闻、人民日报等权威媒体推荐,很快网络观看量就超过了 3 000 万,获得了很好的社会反响,现在这些视频也包含在了本书中。此外,每年复旦大学附属中山医院院内的"中山健康促进大讲堂"科普讲座,骨科承担近 30 场讲座,为全院最多,时间跨度长达半年,这些讲座中有关颈椎病的视频录像整理后作为本书影视资料的一部分,让读者能在看书的同时扫描二维码观看视频,增加获取医学知识的途径,且可能更有利于内容理解。

本书编写者均为主任及副主任医师或医学博士,大多有出国学习进修经历,此外,还邀请了骨科病房的护士长等临床工作者共同参与,保证了本书的质量。但由于医生们工作繁忙,利用业余时间编写,有不足和疏漏之处,敬请读者批评指正。

复旦大学附属中山医院骨科

董　健　主任医师

周晓岗　副主任医师

林　红　副主任医师

2020 年 6 月

目录

第一讲

了解症状

颈椎病基本知识点

颈椎病的临床表现复杂多样

▶ 1. 什么是颈椎病

　　颈椎病指颈椎间盘、颈椎椎骨及椎间关节出现退行性病变,刺激或压迫周围结构如神经、脊髓、血管和食管等,引起相应症状或体征。

　　退行性病变类似于人的老化,随着年龄增长,椎间盘的髓核中蛋白多糖减少,进而导致椎间盘水分丢失,使髓核张力降低,椎间盘变薄。椎间盘周围纤维环的胶原纤维发生变性,纤维出现裂纹和断裂,在外力作用下若纤维环断裂可并发椎间盘髓核的突出。同时,随着椎间盘变性的进展,颈椎局部过度活动,可致颈椎不稳和颈椎小关节退变,为了维持颈椎关节的稳定,椎体周围的韧带出现肥厚和钙化,椎骨增生形成骨赘,最终造成颈椎僵硬和活动障碍。当上述病变发展到一定程度后,椎管容积减小,突出物刺激和压迫神经、脊髓、血管等周围结构,导致相应症状和体征,这就是颈椎病。

▶ 2. 颈椎病有哪些常见症状

　　在颈椎病中,由于受累结构不同,可有多种不同的症状表现。

　　多数颈椎病仅表现为颈部症状,包括颈部的疼痛和僵硬。当神经根受压时,可出现从颈部至手部范围不等(取决于受累神经根的支配范围)的放射痛和感觉缺失,以上肢外侧为主;颈肩部和上肢肌肉可有无力和萎缩。当脊髓受压时,上下肢都可出现感觉与运动障碍,同时可出现平衡障碍、本体觉减弱、精细动作障碍、动作不协调、大小便障碍等多种表现。

颈椎病表现多变,当出现颈项部活动障碍、疼痛及上述症状时需要警惕颈椎病,尤其是突然出现肢体的麻木无力或大小便障碍,必须立即就医。

▶ 3. 颈椎病分哪些类型

根据受累结构不同,颈椎病分为神经根型、脊髓型、椎动脉型及交感型四种类型。目前临床上由于椎动脉型和交感型非常少见而且难以诊断,因此将这两种类型不再归于颈椎病之中。临床最为常见的是神经根型和脊髓型两型。

神经根型是颈椎病最常见的类型。从颈椎椎管经椎间孔发出许多神经根支配颈部及上肢的感觉和运动,颈椎退变时,突出的椎间盘和骨赘等压迫神经根,使该神经根支配的区域出现感觉或运动障碍。不同节段的颈椎病变会引起不同的症状,如第 5 颈神经根受压时,可出现沿一侧颈部和肩部放射的疼痛,以及一侧肩部三角肌的无力和萎缩;而第 7 颈神经根受压时,可导致肘关节伸直、腕关节和手指屈曲的肌力减弱,中指感觉减退等症状。

脊髓型是最严重的颈椎病类型,因脊髓受压,支配躯体感觉与运动的神经都可受到影响。四肢出现无力和感觉障碍,深浅反射减弱。锥体束损害常见于脊髓型颈椎病,表现为霍夫曼征、踝阵挛、反射亢进等。此外,还可有精细动作障碍,平衡能力障碍,本体感觉损害等多种表现。严重者还可出现大小便功能障碍。

▶ 4. 除颈椎病外,颈椎疾病还有哪些

颈椎病是最常见的颈椎疾病,除此以外,颈椎还有多种疾病。

(1)颈椎骨折:颈椎骨折往往有明确的外伤史,受伤处有畸形、疼痛、压痛、叩击痛和活动受限,如果压迫周围的神经、脊髓、血管和肌肉等结构,会有

相应症状出现,严重者可出现四肢瘫痪、截瘫和大小便失禁等症状。颈椎骨折患者需限制颈部活动,及早至医院就诊。

（2）强直性脊柱炎：强直性脊柱炎属于自身免疫性疾病,其具体病因尚不完全清楚,病变始于脊柱关节和肌腱附着处的炎症,进而出现结缔组织的纤维化和骨化,导致关节间隙消失和脊柱强直。同时,椎间盘纤维也出现骨化,进而椎间盘融合。该病往往始于骶髂关节,沿脊柱向上发展,最终可导致全脊柱强直。患者往往首先表现为反复腰痛和腰骶部僵硬,之后症状逐渐往上发展。少数患者病变始于颈椎,先出现颈椎处疼痛、肌肉痉挛及活动受限,也可表现为神经根受累症状。该病需要早期治疗,预防畸形和改善患者生活质量。

（3）颈椎畸形：常见于儿童,如齿状突畸形、颅底凹陷症、寰枕融合、特发性寰枕关节不稳、寰枢关节旋转性半脱位、家族性颈椎发育不良等,青少年和成人的颈椎畸形主要有脊柱侧凸和后凸。颈椎畸形往往可从外观的表现看出,但不一定有症状和体征,治疗取决于畸形种类和症状严重程度。

（4）颈椎滑脱：颈椎滑脱常由运动损伤或是退行性病变引起,前者多见于运动量大的人群,如青少年、运动员及军人等,后者好发于 40 岁以上患者。颈椎滑脱会逐渐引起椎管狭窄,进而压迫神经出现症状如颈肩痛,上肢疼痛麻木及萎缩无力。经过适当的非手术治疗后症状仍然存在的患者需要考虑手术治疗。

（5）颈椎结核：在结核患者中,如果结核杆菌感染脊柱,可引起脊柱结核。颈椎结核相对罕见,但一旦发生容易引起截瘫。长期乏力、低热、夜间盗汗、周身不适,特别是有过结核感染的患者需要警惕脊柱结核,当疾病进展至出现神经症状时往往需要手术治疗。

（6）脊柱肿瘤：脊柱肿瘤多数是恶性肿瘤转移瘤,但由于会引起压迫症状,因此即便是良性肿瘤也需引起重视。脊柱肿瘤切除难度较大,近年来由于理论和技术的进步,许多从前没有手术机会的患者现在都有了治愈的希望。

▶ **5. 不同类型的颈椎病各有什么临床表现**

颈椎病的临床表现很复杂,常因病变部位、受压组织及压迫程度不同而有所差异。颈椎病最为常见的是神经根型和脊髓型两种类型。

（1）神经根型颈椎病：由于神经根受压或受到刺激，使颈、肩、背部产生疼痛。多数为单侧性，部分呈双侧性，轻者为持续性的隐痛或酸痛，重者为阵发性剧烈疼痛。沿神经分布区有烧灼样或刀割样痛，伴有手部针刺样或电击样窜麻感，颈部后伸、咳嗽或腹压增加（如用力排便）时疼痛加剧。常有反复发作的落枕史，各种头颈部外伤均可诱发本病。此外，上肢尚可有发沉、无力、握力减退，持物坠落等现象。当睡觉时患侧上肢受压后容易出现酸胀、麻木感。

（2）脊髓型颈椎病：脊髓型颈椎病由于脊髓受压的部位不同而有不同表现。下肢症状较上肢为明显，如下肢无力、发抖、打软腿、易绊倒，双足感觉异常和双下肢发麻等。最常见的上肢症状为麻木、酸胀、烧灼、疼痛、发抖或无力感。产生症状的部位因人而异，可发生于肩、上臂、前臂或手部，有时仅在五指指尖部。有些患者伴有头痛、头晕、眼痛、吞咽困难等交感神经症状。随着病情的发展，脊髓严重受压，可出现四肢瘫痪、尿潴留、便秘等症状。

▶ 6. 肩膀酸痛是不是颈椎病

有些患者因颈肩背部反复疼痛而怀疑自己是否得了颈椎病。其实引起慢性颈肩背部疼痛的原因很多，如颈部扭伤或外伤、肩关节周围炎、落枕、慢性肌纤维组织炎、筋膜炎、韧带劳损等软组织疾患，均可引起颈肩背部疼痛。此外，畸形、感染、肿瘤、风湿性炎症、结核等也可以引起慢性颈肩背部疼痛。那么，如何才能与颈椎病相鉴别呢？

颈部扭伤和落枕分别是由于颈部活动不当或睡眠体位不良导致局部肌肉被扭伤。颈部扭伤患者自己清楚颈部受伤的原因，如遇车祸、急刹车等，伤后疼痛立即产生。落枕的特点是前一天晚上睡觉前一切正常，第二天晨起感到颈肩部疼痛。由于睡眠体位不良将一侧肌肉拉伤，颈部向某一侧旋转时因疼痛受限，但向另一侧旋转则无受限。压痛点不像颈椎病位于棘突部，而是位于肌肉损伤部，以肩胛内上方或斜方肌区多见，且伴有肌肉痉挛，可触及压痛明显的条索状痉挛肌束。颈部牵引不像颈椎病那样，能使症状消失或缓解，反而使疼痛加剧；对压痛点行封闭疗法有明显效果。

肩关节周围炎疼痛,往往在肩关节处,颈部症状仅为受牵拉后产生。其特征为肩关节活动明显受限,X线片表现无明显颈椎病的改变。

颈肩部肌纤维组织炎,则有风寒、潮湿、劳累、扭伤等明显诱因。局部肌肉僵硬,以酸痛为主,范围较大,多无固定压痛点,轻轻按揉有明显舒适感。

神经根型颈椎病也可能造成肩膀酸痛,这种痛是"放射痛",是神经根受压造成。疼痛的特点是局部软组织可以没有压痛,疼痛和上肢的位置和姿势没有关系,如果出现这种疼痛,就要当心颈椎病的发生,去医院做相应的检查。

▶ 7. 颈部疼痛是不是得了颈椎病

颈部疼痛不一定是颈椎病,引起颈部疼痛的原因还有很多,比如睡眠时头颈姿势不当,枕头垫得过高、软硬不当或高低不平,颈部外伤,颈部受风着凉,当然也可能是早期颈椎病引起。因此,如果颈部刚开始痛,就要注意一下,避免不良姿势,比如躺在床上看电视、看书,长期偏一侧睡觉;同时注意使用合适的颈椎保健枕头,一定要挑选适合自己体形的枕头。

颈椎病的诊断至少要包括颈椎退变、造成压迫并引起相应症状这三个要素,三者缺一不可。颈椎病是一种以退行性病理改变为基础的疾患,主要由于颈椎长期劳损、骨质增生,或椎间盘脱出、韧带增厚,致使颈椎脊髓、神经根或椎动脉受压,出现一系列功能障碍的临床综合征。

颈椎病发展缓慢,且治疗效果不错,绝大多数的人都经历过颈肩痛,但颈部疼痛不一定都是颈椎病,最常见的原因是颈部肌肉和其他软组织劳损,颈部肌筋膜组织炎等疾病。如果疼痛时间长,最好及时去医院做一些检查,以排除是否有颈部其他疾病,如结核或肿瘤等。

这些异常与颈椎病相关

▪
▪
▪
▪

▶ 8. 什么是颈椎间盘突出

椎间盘是椎骨之间的盘状软骨，由软骨板、外侧的纤维环和中心的髓核构成，帮助脊柱吸收震动及保持脊柱的活动度。当颈部椎间盘因退变或外力发生异常突出，导致脊髓和神经根受压产生相应症状，即为颈椎间盘突出症。

颈椎间盘突出往往是在颈椎间盘退变的基础上出现的，颈椎间盘退变时，椎间盘周围的纤维环发生变性，纤维出现裂纹及部分断裂，当颈部运动所产生的外力使纤维环受到较大牵张力时，可使纤维环断裂，椎间盘的髓核便可从断裂处突出并进入椎管，进而压迫脊髓和神经根产生相应症状。

▶ 9. 是不是颈椎间盘突出就是得了颈椎病

颈椎间盘突出症是颈椎病的一种类型，但颈椎间盘突出和颈椎间盘突出症是两个概念。由于颈椎间盘突出是一个退变的过程，很多中老年人做了磁共振（MRI）检查会发现颈椎间盘突出，但如果没有症状，就不能诊断颈椎间盘突出症。所以，如果仅仅是影像学检查发现颈椎间盘突出，没有四肢麻木、疼痛或无力的症状，就不能诊断为颈椎病。

▶ 10. 什么是颈椎管狭窄

椎管是由各个椎骨的椎孔联结而成的管状结构,其中有脊髓和脊神经根等重要结构通过。椎管狭窄指各种原因如先天性椎管狭窄、退行性疾病、医源性、外伤、肿瘤等导致的椎管容积减少,脊髓和神经根受压出现相应症状。椎管狭窄,好发于中老年人,可累及全脊柱,多见于颈椎和腰椎,如发生在颈椎就是颈椎管狭窄。

椎管狭窄可使其内的脊髓受压,造成一系列的症状,如颈肩部麻木、疼痛、四肢无力,严重者造成肌肉萎缩、行走困难,甚至可出现大小便失禁。

颈椎管狭窄的治疗取决于严重程度和病因,非手术治疗对多数患者有良好的疗效,非手术治疗无效且症状加重的患者需要接受手术治疗。

▶ 11. 根性痛是如何产生的

颈神经根受刺激导致的上肢疼痛,一般是沿着神经根分布区域放射的,因此称为根性痛。发生原因是椎管或根管处病变压迫或刺激局部脊神经根所致,在颈椎就可造成神经根支配区域的疼痛。例如第 4、5 颈椎之间椎间盘突出,压迫神经根时,可出现沿一侧颈部和肩部,至上臂外侧及肘部的放射性疼痛。就像腰椎间盘突出症造成的坐骨神经痛一样,是神经受压后引起的疼痛。这种肩颈痛和肩周炎最大的区别是上肢的位置和动作与疼痛的程度无关,肩周炎往往是上肢活动到一定角度时疼痛会加重,并有局部的压痛点。

▶ 12. 什么是反射痛、放射痛、牵涉痛

反射痛也称扩散痛,是当某一神经的一个分支受到刺激或损伤时,疼痛除向该分支支配区放射外,尚可累及该神经的另一分支支配区而产生的疼痛。颈神经从椎间孔发出后分为前、后两支,前支支配肩部和上肢的感觉和运动,后支支配颈背部的感觉肌肉、皮肤和筋膜。当颈背部的肌肉、皮肤和筋膜受损

时,可影响颈神经前支,进而使上肢产生疼痛,即为放射痛。这种上肢痛并非由上肢本身病变引起,因此应治疗颈背部病损而非上肢。

由于体内的神经干、神经根或中枢神经系统内的感觉传导束受到诸如肿瘤、炎症、骨刺及突出的椎间盘等造成的压迫或刺激时,沿着该神经向末梢方向传导,以至远离病变部位的疼痛称为放射痛。颈椎间盘突出压迫神经根导致的上肢痛就是典型的放射痛,神经根受到刺激时,上肢可感到由上臂至前臂和手指的放射性麻木和疼痛。久而久之,还可有相应区域的皮肤麻木和反射减弱,受累区域与受压神经根所支配区域相同。因此,放射痛是由于神经起始部受刺激,进而引起远端支配区的感觉异常。

牵涉痛是由于内脏病变时刺激了内脏的痛觉传入纤维,通过交感神经干和交通支传入后根和脊髓,又将刺激转移扩散到该段脊髓和神经根所支配的皮肤、筋膜等组织,从而在此产生疼痛、压痛和感觉过敏。例如肝胆疾病引起的右肩痛,心绞痛引起的左臂内侧痛,肾结石引起的腰痛和盆腔疾病引起的腰骶痛等都属于牵涉疼痛。

▶ 13. 什么是颈椎不稳

当颈椎椎体之间的过度活动导致相应症状,并且排除了其他颈椎疾病时,称为颈椎不稳。

颈椎不稳可由退行性疾病、损伤或先天性疾病引起,主要病因是颈椎,尤其是椎间关节的退行性病变。一方面,退行性病变可使颈椎的稳定结构发生变化,降低稳定性;另一方面,退行性病变使颈椎整体的活动度减少,但个别关节会代偿性地出现过度活动。这两方面因素相互作用,使部分椎体之间的稳定度进一步下降。为了重新获得稳定,韧带和椎间关节会发生增生,导致韧带增厚和骨赘形成,造成椎管狭窄,因此颈椎不稳可以反过来加重退行性病变。

颈椎不稳的患者在颈部活动,特别是低头时,可感到颈肩部疼痛,同时患者可感到颈部超限度的活动。做同一个动作时症状可反复出现,病程较长时,患者感到需小心活动颈部以避免疼痛,同时也可有上肢的疼痛和麻木等症状。

用颈围限制颈椎活动对颈椎不稳的治疗十分重要,同时,抗炎、理疗、牵引及按摩等保守疗法也对颈椎不稳非常有效。在保守治疗无效并且症状加重时,需要考虑手术治疗。由于颈椎不稳是颈椎病病程中的一部分,因此积极治疗颈椎不稳对延缓颈椎病进程也有重要作用。

这些异常也可能是颈椎病的表现

▶ **14. 出现行走不稳是怎么回事**

临床上有不少颈椎病患者出现下肢无力，走路不稳，有时甚至脚一软差点摔跤，这种情况多见于脊髓型颈椎病，脊髓型颈椎病患者往往没有明显的颈部疼痛、僵硬病史，有部分患者也没有上肢麻木、无力的症状。此型颈椎病主要表现为下肢无力、行走不稳，患者走路时感觉脚步不踏实，有踩棉花样感；部分患者甚至有胸腹部捆绑感。

磁共振检查发现颈椎间盘中央型突出，直接压迫脊髓，导致：① 皮质脊髓束（锥体束）受挤压，或因脊前动脉痉挛缺血，临床上突出表现为下肢无力、沉酸，步态笨拙，迈步发紧、颤抖，脚尖不能离地，病情逐渐发展，可出现肌肉抽动、痉挛性无力和跌倒，晚期可出现痉挛性瘫痪。② 病变引起脊髓神经受损，可出现共济失调症状，表现为站立不稳、步态蹒跚、震动觉及位置觉障碍、闭目行走时左右摇摆。

▶ **15. 颈椎病会导致四肢肌肉萎缩吗**

神经根型和脊髓型颈椎病都有可能引起肢体肌肉的萎缩。神经根型颈椎病所引起的肌肉萎缩是由于神经根受压后，受压神经根所支配的肌肉出现相应的萎缩,受累范围也仅局限于该脊神经所支配的肌组。在手部以大小鱼际及骨间肌为明显。脊髓型颈椎病是由于致压物对皮质脊髓束的直接压迫或局部血供减少所致。临床上多先从下肢无力、拖步、双腿发紧及抬步沉重感等开始,渐而出现脚踩棉花感、抬步打飘、跛行、易跌倒、束胸感等症状。检查时可发现反射亢进,踝、膝阵挛及肌肉萎缩等典型的锥体束症状。

并不是出现了肌肉萎缩就是得了颈椎病。在做出诊断前,医生会排除一些容易引起混淆的疾病,如神经根型颈椎病需与胸廓出口综合征(又名臂丛神经血管受压综合征)、腕管综合征、肘管综合征等疾病相鉴别。

脊髓型颈椎病需与下列疾病相鉴别。

(1)运动神经元性疾病:这是神经内科的疾病,有时运动神经元性疾病被误诊为脊髓型颈椎病,甚至有极少数患者被错误地做了手术。肌萎缩侧索硬化是运动神经元性疾病中的一种,而且最容易被误诊为脊髓型颈椎病。原发性侧索硬化是属于另一种运动神经元性疾病,其原因不明。当病变侵犯皮质脊髓运动束时,表现为双侧锥体束损伤,肌肉萎缩,肌张力增高,浅反射消失。临床检查时无感觉障碍迹象。与肌萎缩侧索硬化一样,脊髓造影时无椎管阻塞现象。奎肯施泰特试验提示椎管通畅(通过第4、第5腰椎之间穿刺进入椎管内的蛛网膜下腔,测定脑脊液的压力,来判断有无梗阻)。

(2)脊髓肿瘤:患者可有头后枕部、颈、肩、臂和手指的疼痛或麻木。同侧上肢为下运动神经元的损害,下肢为上运动神经元的损害。症状逐渐发展到对侧下肢,最后可达对侧上肢。压迫平面以下感觉减退及运动障碍逐渐加重,最终呈现脊髓横贯性损害现象。

(3)脊髓损伤:脊髓损伤是脊柱骨折的严重并发症,由于椎体的移位或碎骨片突出于椎管内,使脊髓或马尾神经产生不同程度的损伤。胸腰段损伤使下肢的感觉与运动产生障碍,称为截瘫,而颈段脊髓损伤后,双上肢也有神经功能障碍,为四肢瘫痪。

脊髓损伤在脊髓休克期间表现为受伤平面以下出现弛缓性瘫痪,运动、反射及括约肌功能丧失。可有感觉丧失平面及大小便失禁,2～4周后逐渐演变成痉挛性瘫痪,表现为肌张力增高、腱反射亢进,并出现病理性锥体束征。胸段脊髓损伤表现为截瘫;颈段脊髓损伤则表现为四肢瘫痪;上颈椎损伤的四肢瘫痪均为痉挛性瘫痪;下颈椎损伤的四肢瘫痪由于脊髓颈膨大部位和神经根的毁损,上肢表现为弛缓性瘫痪,下肢仍为痉挛性瘫痪。

(4)平山病:平山病又称青年良性手肌萎缩症、颈屈曲性颈髓病。好发于青少年,男性易发病,男女之比为 20:1。发病过程缓慢,从最初出现症状至就医时可长达 3～5 年。早期认为是运动神经元病的一种变异,目前认为是因为脊髓的硬脊膜和脊髓生长不平衡所致屈颈时前角运动细胞缺血变性,所支配的肌肉萎缩。主要累及手部肌肉,表现为手部肌肉的萎缩(由第 7 颈椎和第 1 胸椎脊神经根支配);前臂尺侧(手掌侧)肌肉萎缩,双侧不对称。颈椎 MRI 示屈颈时下颈髓前移,前后径小,脊髓受压,局部脊髓变细伴信号异常。

▶ 16. 指尖麻木是颈椎病吗

生活中有时会出现手指发麻的情况,很多人都猜想手指发麻很有可能是因为患上了颈椎病。颈椎病患者的手指麻木有一定的特征性,或桡侧,或尺侧,或 5 个手指。有时不仅指尖发麻、感觉迟钝,甚至累及前臂、上臂,同时伴有握力下降。

由于颈椎病患者一系列病理变化,如髓核突出或脱出、椎体后外侧关节突关节骨质增生以及关节松动与移位,均可对脊神经根造成刺激、牵拉和压迫,导致脊神经根和周围组织的反应性水肿、根管狭窄及粘连,产生手指麻木症状。累及部位不同,产生麻木的部位也不相同。如颈 6 脊神经根受累时,往往是前臂桡侧及拇指麻木;颈 7 神经根受累时,往往引起中指麻木;若颈 8 脊神经根受累时,则可使小指、无名指和前臂尺侧有麻木感。从解剖学观点来看,感觉障碍在神经根型颈椎病患者中,常常是二者并存,即手指麻木,合并握力下降。只是因为感觉神经纤维的敏感性较高,在症状上手指麻木表现较早而尤其明显。

是不是指尖麻木就是患了颈椎病呢?答案是否定的,还有很多其他类型的疾病也会引起指尖发麻,比如糖尿病所致的周围神经病变或腕管综合征等。

糖尿病周围神经病变是指在排除其他原因的情况下,糖尿病患者出现与周围神经功能障碍相关的症状和(或)体征。糖尿病周围神经病变的症状,临床呈对称性疼痛和感觉异常,下肢症状较上肢多见。感觉异常有麻木、蚁走、虫爬、发热、触电样感觉,往往从远端脚趾上行,可达膝上,患者有穿袜子与戴手套样感觉。感觉障碍严重的病例可出现下肢关节病及溃疡。痛呈刺痛、灼痛、钻凿痛,似乎在骨髓深部作痛,有时剧痛如截肢,疼痛呈昼轻夜重。有时有触觉过敏,甚至不忍棉被之压,须把被子支撑起来。当运动神经被累及时,肌力常有不同程度的减退,晚期有营养不良性肌萎缩。周围神经病变可双侧,可单侧,可对称,可不对称,但以双侧对称性者多见。

糖尿病神经病引起的脚麻有几个特点:① 从远端开始;② 有对称性;③ 逐渐向上发展;④ 脚踩棉花感、蚁走感等。由于感觉麻木,患者对温度、疼痛不敏感,有时由此发生烫伤、割伤、硌破后不自知的情况,发展下去就会出现糖尿病足等严重问题。

腕管综合征是最常见的周围神经卡压性疾患,是由腕管内压力增高导致正中神经受卡压而引起。腕管综合征在女性的发病率较男性更高,但原因尚不清楚。常见症状包括正中神经支配区(拇指、示指、中指和环指桡侧半)感觉异常和(或)麻木。夜间手指麻木很多时候是腕管综合征的首发症状,许多患者均有夜间手指麻醒的经历。很多患者手指麻木的不适,可通过改变上肢的姿势或甩手而得到一定程度的缓解。患者在白天从事某些活动也会引起手指麻木的加重,如做针线活、驾车、长时间手持电话或长时间手持书本阅读。部分患者早期只感到中指或环指指尖麻木不适,而到后期才感觉拇指、示指、中指和环指桡侧半均出现麻木不适。某些患者也会有前臂或整个上肢的麻木或感觉异常,甚至感觉这些症状为主要不适。随着病情加重,患者可出现明确的手指感觉减退,拇短展肌和拇对掌肌萎缩或力弱。患者可出现大鱼际桡侧肌肉萎缩,拇指不灵活,与其他手指对捏的力量下降甚至不能完成对捏动作。

腕管综合征与颈椎病的鉴别可以注意如下三点:① 在腕管综合征的患者腕中部加压,会出现远端手指麻木或刺痛,而颈椎病无此特征;② 让患者腕背伸持续 0.5~1 分钟,如出现拇指、示指、中指麻木或刺痛,也提示为腕管综合征;③ 腕管综合征局封试验有效,而颈椎病局封则无效。

▶ 17. 颈椎病会不会引起瘫痪

颈椎病发展到后期是会引起瘫痪的,尤其是脊髓型颈椎病。由于颈椎病变造成脊髓、神经等的刺激和压迫,有些患者可以出现瘫痪,如某些病程较长的或压迫严重的神经根型颈椎病可以出现一侧或双侧上肢瘫痪。脊髓型颈椎病可以出现单侧或双侧下肢瘫痪,但不是每例颈椎病患者都会造成瘫痪。只有少数患者,由于外伤以及治疗不及时等,病变不断发展,才会出现上述表现。因此,如果出现神经损伤的表现要及时就诊,不要因讳疾忌医,错失治疗的最佳时机,等到真的瘫痪了再治疗,那时候往往就没有效果了。

▶ 18. 头晕是颈椎病导致的吗

头晕在临床中非常常见,但大多数头晕很难诊断。有些头晕并不是器质性疾病造成,临床检查很可能都是阴性。很多患者听说头晕可能是颈椎病造成,去拍个 X 线片或做 MRI 检查发现颈椎退行性变或椎间盘轻度膨隆,就认为是颈椎病了,其实不然。确实有些颈椎病由于颈椎退变造成颈椎不稳,引起交感反应或压迫椎动脉引起脑供血不足,但这些患者少之又少,不足千分之一。而临床上引起头晕的疾病很多。

(1)内耳疾患:可以是内听动脉栓塞,突发耳鸣、耳聋、眩晕,症状严重而不见好转,也可为梅尼埃综合征,有头痛、眩晕、恶心、呕吐、耳鸣、耳聋、眼震、脉率减慢、血压下降。鉴别要点为其发病常与过度疲劳等因素有关,与颈部的活动无关。

(2)眼源性眩晕:由屈光不正等原因所致。鉴别要点为闭目时眩晕消失,有屈光不正,眼源性眼震检查阳性等。

(3)基底动脉供血不足:椎动脉第 1 段(进入第 6 颈椎横突孔以前的椎动脉段)和椎动脉第 3 段(出颈椎进入颅内以前的椎动脉段)受压可引起的基底动脉供血不足,例如胸骨后甲状腺肿可压迫椎动脉第 1 段。椎动脉造影有助于鉴别。

（4）动脉硬化：动脉硬化患者往往有高血压病史。椎动脉造影有助于鉴别。

（5）其他：如贫血或长期卧床后引起的眩晕及神经官能症等。

颈椎病压迫椎动脉造成头晕往往与转头有关，让患者做旋颈试验时可诱发眩晕。旋颈试验又称椎动脉扭曲试验，主要用于判定椎动脉状态。具体操作方法为患者头部略向后仰，作向左、向右旋颈动作，如出现眩晕等，即为阳性。该试验有时可引起患者呕吐或猝倒，故做检查时应密切观察以防意外发生。

总之，造成头晕的原因很多，有些是没有办法明确诊断的。发生头晕通常先在神经内科就诊，排除了神经内科、五官科等疾病后再到骨科就诊。

▶ 19. 吞咽困难会是颈椎病吗

吞咽困难通常是食管等消化道疾病引起，但极少数的情况可能因颈椎前方大量骨赘形成，造成对食管的卡压。在排除消化道疾病后，可以通过 X 线片或 CT 诊断。但要指出的是，这种情况非常少见，即便有骨赘形成，绝大多数不会造成食管卡压从而引起吞咽困难，因此这种情况一定要请专科医生诊断并排除咽喉部和食管的病变。

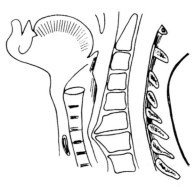

凸起的骨赘压迫食管引起吞咽困难

▶ 20. 落枕与颈椎病有关吗

落枕，或称失枕，是一种好发于青壮年的常见病，多在冬春季发病。发病者常常入睡前并无任何症状，晨起后却感到项背部明显酸痛，颈部活动受限。病因主要有以下几个方面。

（1）肌肉扭伤：如夜间睡姿不良，头颈长时间处于过度偏转的位置；或枕头过高、过低、过硬，使头颈处于过伸或过屈状态，均可引起颈部一侧肌肉紧张，颈椎小关节扭错，时间较长即可发生静力性损伤。如夜间睡眠姿势不良，头颈长时间处于过度偏转的位置;或因睡眠时枕头不合适,过高、过低或过硬,使头颈处于过伸或过屈状态,均可引起颈部一侧肌肉紧张,使颈椎小关节扭挫,时间较长即可发生静力性损伤,使伤处肌筋强硬不和,气血运行不畅,局部疼痛不适,动作明显受限等。

(2)感受风寒:如睡眠时受寒,盛夏贪凉,使颈背部气血凝滞,筋络痹阻,以致僵硬疼痛,动作不利。

(3)某些颈部外伤:也可导致肌肉保护性收缩以及关节扭挫,再逢睡眠时颈部姿势不良,气血壅滞,筋脉拘挛,也可导致本病。

(4)素有颈椎病等颈肩部筋伤:稍感风寒或睡姿不良,即可引发本病。

有人认为,落枕亦不能排除颈椎小关节轻度错位的可能性。典型的落枕后表现为患侧的颈部、肩部及胸背部有明显压痛点。轻者4~5天自愈,重者疼痛严重,并向头部、背部及上肢放射,可延至数周后才愈。

▶ 21. 颈部弹响是颈椎病引起的吗

有些人会发现自己的颈部有时候会出现弹响,据此以为患上了颈椎病。事实上,许多人虽然有颈部弹响现象,却没有颈、肩、臂部疼痛及上、下肢的感觉和运动障碍。另一方面,许多人虽然有颈椎病的症状,而且在影像学上有典型的颈椎退行性改变,却无颈部弹响现象。因此,颈椎病不一定引起颈部弹响,而有弹响现象的人也不一定患有颈椎病。弹响现象与颈椎病的发病没有必然的联系。

那么,颈部弹响是怎样产生的呢?每节颈椎依靠椎间盘、前纵韧带及后纵韧带、椎间小关节、关节囊韧带、黄韧带以及棘上韧带、棘间韧带等结构相连接,并有周围各组肌肉相互平衡,起稳定作用。因此,一般在颈椎活动时是不会出现弹响的。但是由于多种因素,使颈椎椎体和小关节对合不良,韧带松弛,关节囊劳损,加上肌肉力量不平衡,椎间盘变性等,从而出现颈椎小关节的脱位或半脱位情况。人的颈椎活动很灵活,可以有前屈(低头)、后伸(后仰)、左右旋转和左右侧弯。当颈椎出现退行性改变时,颈椎可出现骨质增生(骨刺),在活动颈部时骨刺与周围的韧带等软组织也会出现摩擦,从而产生弹响。

第二讲

知晓病因

为什么会得颈椎病

你需要知道的颈椎结构和功能

▶ 22. 颈椎的基本解剖结构是什么样的

颈椎由 7 个颈椎、6 个椎间盘（第 1、第 2 颈椎间无椎间盘）和所属韧带构成。上连颅骨，下接第 1 胸椎，把头和身体连接起来，通过颈椎的活动带动头部的活动。颈椎前面是食管、气管和甲状腺等器官，周围被颈部肌肉和血管包绕。第 1 颈椎长得像个环，叫做寰椎。第 2 颈椎也长得和别的颈椎不一样，有个特殊的名字，叫枢椎。它前面多了一个突起，叫齿状突，伸到环椎里面，控制头部的旋转动作。每个颈椎的椎孔中容纳着脊髓，通过它把大脑这个司令部的命令传递到身体的每个部位。从两个椎体之间的椎间孔发出颈神经根，支配上肢的功能。在第 2 到第 7 颈椎的侧面还有个小孔，叫横突孔，参与脑部血液供应的一个血管—椎动脉从其中穿过。在每一个颈椎都有一个向后突起的结构叫做棘突，第 7 颈椎的棘突特别大，可以作为体检的定位标志。

▶ 23. 颈部有哪些韧带

颈椎椎体、椎间盘和很多韧带紧密相连，从前向后分别有前纵韧带、后纵韧带、黄韧带、棘间韧带、棘上韧带和项韧带。

（1）前纵韧带：是人体内最长的韧带，厚而宽，较坚韧。在椎体的前面，上端狭窄,从第1颈椎(寰椎)一直长到骶骨上。前纵韧带的弹性和张力很大,能限制脊柱向后伸,同时当脊柱前屈时它仍能保持形态不变。

(2)后纵韧带:较细长,虽然也很坚韧,但比前纵韧带为弱,它长在椎体的后方,为椎管的前壁。上端起自第2颈椎,向下移行到骶尾后深韧带。

(3)黄韧带:位于椎板之间,呈扁平状,黄色,所以称为黄韧带。弹性大,坚韧,是由弹性纤维组成的。黄韧带位于椎管的后方,和后纵韧带一样,它们如果增生、钙化会对椎管的脊髓和神经造成压迫,引起肢体的麻木无力。

(4)棘间韧带、棘上韧带、项韧带:颈椎后方的骨性突起叫棘突,棘突之间有棘间韧带,背侧是棘上韧带。在颈部,棘上韧带形成项韧带。项韧带有协助颈肌支持头颈的作用,并有对抗颈脊柱屈曲的作用。它也很容易钙化,钙化后在脖子后面会摸到硬块,或者活动时听到响声。

(5)其他:第1、第2颈椎之间还有一些韧带相连。第2颈椎前方的突起叫齿状突,伸到第1颈椎内,在齿状突的前方是齿尖韧带,两侧有翼状韧带,后方有寰横韧带,肥厚且坚韧,自其中部向上、下方各发出一条纵行纤维束,向上附着于枕骨大孔的前缘,向下与枢椎椎体的后面相连。此两条纤维束与寰横韧带共同构成寰椎十字韧带。如果外伤后这些韧带断裂,可能造成第1、2颈椎半脱位,严重者会引起瘫痪或死亡。

▶ 24. 颈椎间盘的主要组成是什么

人类的脊柱除骶骨和尾骨外,颈椎、胸椎和腰椎各节段椎体间均有椎间盘,椎间盘由软骨板、纤维环和髓核构成。如果把每个椎间盘比作一间房子,那么其天花板和地板是由透明软骨板组成,四周的墙壁为纤维环,其房间内不是空的,而是堆满了海绵样的东西,医学上叫做髓核。颈椎也同样如此,第1、2颈椎间没有椎间盘,从第2颈椎开始,每相邻的两个椎体间都有椎间盘组织。椎间盘是连接脊椎骨的组织,同时也是缓冲器。脊柱的活动离不开椎间盘,椎间盘老化后髓核会脱水,椎间隙就会减小,椎体间的活动度会降低。如果纤维环老化后破裂,髓核就会跑到外面,造成椎间盘突出,压迫神经就会造成症状。

▶ 25. 颈部有哪些肌肉

（1）胸锁乳突肌：胸锁乳突肌的前缘自乳突尖至胸骨头起点内侧（耳朵后缘中下 1/3 处，颅骨上可以摸到一个骨性凸起就是乳突）。胸锁乳突肌的后缘自乳突尖至锁骨头起点外侧。

（2）斜角肌：有前、中、后 3 块斜角肌，全部位于胸锁乳突肌的深面。

（3）舌骨上、下肌群：舌骨下肌群有肩胛舌骨肌、胸骨舌骨肌、胸骨甲状肌和甲状舌骨肌，四组均位于舌骨之下。舌骨上肌群亦有四组，即二腹肌、茎突舌骨肌、下颌舌骨肌及颏舌骨肌，后二肌位于颌下部内。

▶ 26. 什么是椎动脉

椎动脉自锁骨下动脉第 1 段发出后上升，并经除第 7 颈椎外的横突孔，自寰椎横突孔穿出，绕经寰椎侧块后方的椎动脉沟，转向上方经枕骨大孔进入颅腔。根据椎动脉循经部位和行程，通常可将其分为 4 段。

（1）颈段：自锁骨下动脉发出后，至进入颈椎横突孔之前的部分，其前方有椎静脉、颈内静脉、颈总动脉和甲状腺下动脉，后方为第 7 颈椎横突、第 7 颈椎和第 8 颈椎脊神经的前支及交感神经干和颈下交感神经节。

（2）椎骨段：为穿经颈椎横突孔的部分。该段椎动脉发出前根动脉后和根动脉穿行颈椎横突孔内侧至钩椎关节。

（3）枕段：自寰椎横突孔穿出部分至进入颅内的部分（枕下三角部分）。当该段血管绕经寰椎侧块至椎动脉沟即向前，于寰枕后膜外缘进入椎管，上升经枕大孔入颅。

（4）颅内段：是椎动脉进入颅腔的部分，穿过蛛网膜，在脑桥下缘左右汇合形成基底动脉，和颈内动脉形成动脉环，供应脑后部及脊髓血运。椎动脉为左右两支，左侧比右侧稍粗。

我的颈椎到底怎么了

■
■
■
■

▶ 27. 颈椎病会引起椎动脉压迫吗

颈椎病是一种以退行性病理改变为基础的一系列症状的临床综合征,当颈椎出现阶段性不稳定和椎间隙狭窄时,可以造成椎动脉扭曲并受到挤压;椎体边缘以及钩椎关节等处的骨赘可以直接压迫椎动脉或刺激椎动脉周围的交感神经纤维,使椎动脉痉挛而出现椎动脉血流瞬间变化,导致椎-基底动脉供血不全而常出现眩晕等症状。椎动脉受压造成的眩晕是颈性头晕的一种,发病率很低,不到千分之一。

▶ 28. 什么是颈椎退行性变

退行性变是一切生物生、老、衰、亡的自然过程,颈椎也同样如此。颈椎在脊椎骨中体积最小,但最灵活,活动频率也最高。它在日常生活、工作及运动中,承受着各种负荷、劳损,常逐渐出现退行性变。颈椎的老化与退变从 20 岁左右就开始了,它的退变顺序如下。

(1)椎间盘变性:椎间盘的退行性变从脱水开始,以后引起椎节不稳。随着椎节不稳的程度加剧,椎间盘中央的髓核向后方移位,并穿过变性的纤维环,抵达后纵韧带边缘。椎间盘使上、下两节椎体紧密连接在一起,椎间盘变性破坏颈椎骨性结构的内在平衡,成为颈椎病发生与发展的重要因素。

（2）韧带椎间盘间隙的出现与血肿形成:在椎间盘变性的基础上,髓核突至韧带下方,引起韧带连同骨膜与椎骨分离。椎体间关节进一步的松动和异常活动,更加剧了韧带椎间盘间隙的形成,同时多伴有局部微血管的撕裂,逐渐形成血肿。血肿既可直接刺激神经末梢,引起各种症状,又增加了韧带下面的压力。

（3）骨刺形成:韧带下间隙血肿形成后,血肿内的肉芽组织增多、逐渐机化,血液中的钙盐也可沉积到此处,最后形成突向椎管或突向椎体前缘的骨刺。骨刺可因局部反复外伤、周围韧带牵拉和其他因素而不断增大、质地变硬。

▶ 29. 颈椎骨质增生与颈椎病有关系吗

骨质增生,俗称骨刺。骨刺是人体的一种代偿机制,当脊柱不稳定时骨质会通过增生来增加脊柱的强度。骨刺本身不是坏事,颈椎的骨刺可见于任何椎节,但以第5、第6颈椎,第6、第7颈椎和第4、第5颈椎之间最为多见,因为这些部位活动度最大。但当增生的骨刺压迫神经产生症状时就会引起颈椎病。从单个椎节来看,椎体上方两边的钩突处最早发生,其次是椎体后缘,这两个部位都紧邻脊神经根和脊髓,因此也最容易引起症状。所以骨刺不是颈椎病,但它是导致颈椎病的原因之一。

▶ 30. 骨刺是怎么形成的

颈椎在长期过度屈伸、磨损及外界因素的冲击下,其椎间盘、椎骨及各关节面关节突等都在逐渐退化。由于椎间盘变扁,使整个颈椎在整体上变短,因而原来起固定作用的各韧带相对变长,关节囊变松弛,可导致颈椎不稳定,活动度增大。构成关节的各部分骨质为了自身的保护,同时也为了抵抗这种不稳定性,即在其边缘部位逐渐长出新的骨质。这种骨质一般生长在受刺激最明显的部位,其形态、大小也因部位不同、受刺激的程度不同而不同,临床上称为骨刺。如果骨刺生长的部位及大小对周围的神经及血管不构成刺激或压迫，就不会产生一系列的颈椎病症状。

▶ 31. 椎间盘突出是如何引起颈椎病和脊髓变性的

颈椎间盘前部较高较厚，正常髓核位置偏后，且纤维环后方薄弱，故髓核容易向后方突出或脱出，而椎间盘的后方有脊髓、神经根等重要结构，因此突出的髓核容易刺激或压迫脊髓或神经根，产生临床症状。突出的椎间盘、骨赘及外伤等原因造成对脊髓的长期压迫导致脊髓得不到良好的血供继发缺血性病理改变，一旦脊髓变性，就使脊髓失去功能。有些患者在医院做了磁共振（MRI）检查后发现脊髓出现高信号，其实就是脊髓变性，这时候如果再延误病情，治疗效果会很差，即便手术，神经功能也往往难以恢复，到最后可能发展成瘫痪的悲剧。

▶ 32. 什么是后纵韧带骨化症

后纵韧带位于椎管内椎体的后方，窄而坚韧，起着稳定脊柱的作用。为脊柱的长韧带，有限制脊柱过度前屈的作用。其长度与前纵韧带相当，与椎体相贴部分比较狭细，但在椎间盘处较宽，后纵韧带有限制脊柱过分前屈及防止椎间盘向后脱出的作用。颈椎后纵韧带骨化症指颈椎后纵韧带异常增殖并骨化，导致脊髓、神经受压，出现相应症状。

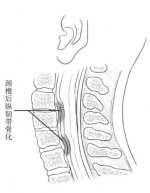

颈椎后纵韧带骨化

颈椎后纵韧带骨化

后纵韧带骨化后，使椎管容积渐进性地减小，进而压迫脊髓和神经，出现头颈痛，上下肢疼痛、感觉异常、肌肉无力萎缩等症状，严重者甚至可出现大小便失禁。

后纵韧带骨化症患者在颈椎 X 线侧位片上表现为紧贴颈椎后缘处有骨化阴影。目前临床上常用颈椎三维重建 CT 来诊断。当患者症状较重或出现行走不稳、四肢麻木或乏力时，需考虑手术治疗。

▶ 33. 什么是黄韧带骨化症

黄韧带位于椎管的后方，也是维持颈椎牢度的重要韧带之一。黄韧带主要由弹性纤维构成。弹力纤维是黄韧带发挥重要生理功能的结构基础，它使黄韧带在相邻椎体间传递拉伸载荷，并维持脊柱的稳定；另外，它使黄韧带具有预张力，当脊柱后伸时，不致使黄韧带发生皱褶而突入椎管内压迫脊髓。

颈椎黄韧带骨化症，是指颈椎黄韧带反复的损伤累及和反应性修复过程导致了韧带的骨化，压迫脊髓和神经，从而引起一系列症状。颈椎黄韧带骨化症在临床上表现为颈椎管狭窄引起的脊髓压迫症状，患者大多以肢体疼痛、麻木起病，尤以上肢及手指麻木居多；症状加重时，出现肢体肿胀、乏力、僵硬、活动不灵活，并伴有颈部疼痛、僵直、活动受限、酸胀等症

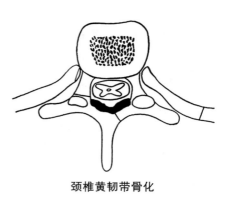

颈椎黄韧带骨化

状；部分患者可有胸部束带感，下肢肌力有不同程度的减退，出现行走不稳，患者描述行走时有踩棉花样感觉；严重者可出现大小便功能障碍和性功能障碍。

▶ 34. 为什么颈椎病与吸烟有关

吸烟是造成颈椎病的致病因素之一，并可经常诱发颈椎病发作。香烟燃烧时有许多有害物质，尤其是烟中的尼古丁被吸收进入血液中，使小血管收缩痉挛变细，血液供应减少。另一种有害物质一氧化碳，则置换血液中红细胞内的氧气，使颈椎间盘内本来就不充足的营养更加缺乏，促进退行性变的过程加快；烟雾中的烷基和烷氧自由基反应性极强，可以损害细胞膜。在此基础上，可能促使颈椎间盘突出症发生。

香烟中的有害物质，不仅对椎间盘，而且对颈部肌肉、韧带、筋膜等组织都有相同的损害作用。这些组织的退行性变是颈椎病的重要原因。因此，要预

防颈椎病，请勿吸烟。

▶ 35. 什么叫项韧带钙化

项韧带位于颈后部，主要功能是维持颈部姿势稳定，限制颈部过度前屈。颈椎项韧带钙化由该韧带内钙质沉积引起。从病因上看，可由外伤及颈椎退行性变而发生。在颈部外伤时，项韧带发生撕裂，此时可在颈椎后方发生广泛出血，最后出现项韧带钙化。在颈椎椎间盘及颈椎关节发生退行性变化时出现颈椎关节节段性失稳，在该节段水平的项韧带内可发生钙化，这可能是由于颈椎失稳时项韧带负荷过多，受损伤的机会也增多的缘故，甚至在退变的基础上，可再出现骨化，此时可在颈后部触及硬块。颈部软组织慢性劳损也可引起颈椎退行性变，造成颈椎项韧带钙化。

项韧带的局部钙化可对颈椎起到制动和增加稳定性的作用，从而有利于减缓颈椎病的发展进程。因此，项韧带钙化并不是颈椎病。但如果已出现项韧带钙化，应该尽量避免颈部过劳，以及过度、过多运动，工作时注意维持颈部直立或稍后仰姿势。

▶ 36. 为什么中小学生也会得颈椎病

一般认为颈椎病多发于老年人，但临床上也确实发现，到医院诊治的颈椎病患者中，中小学生越来越多。中小学生长期埋头读书学习、做作业可造成颈肩部肌肉慢性劳损。常表现为颈肩部酸胀、疼痛和牵拉样的感觉，可伴有头痛等症状，如果不重视、长期发展下去可能导致颈椎生理曲度异常、消失，甚至形成反曲度，导致颈部血液循环不良，久而久之易患颈椎病。

▶ 37. 颈椎生理曲度变直是怎么回事

很多人拍摄颈椎X线片时经常会看到颈椎生理曲度变直或是生理曲度消失的诊断报告，这常常是因为长时间处于低头姿势造成的。正常脊柱各段因人体生理需要，均有一定的弯曲弧度，称为生理曲度。在颈椎的正常侧位 X 线片上，颈椎呈轻度前凸。颈椎生理曲度的存在，能增加颈椎的弹性，减轻和缓冲重力的震荡，防止对脊髓和大脑的损伤。由于长期坐姿、睡姿不良和椎间盘髓核脱水退变时，颈椎的前凸可逐渐消失、变直，甚至发展成反张弯曲，即向后凸，这时候就容易造成脊髓的压迫。

颈椎曲度变直并不能诊断颈椎病，但容易引起颈部肌肉劳损，造成颈部酸痛，久而久之，肌肉力量薄弱，加速颈椎的老化，可能发展成颈椎病。

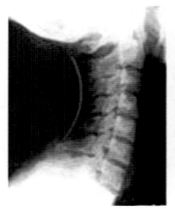 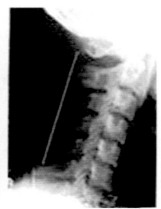

正常生理曲度　　　　　　　生理曲度变直

第三讲

协 助 诊 断

选择合适的检查

听说这些体检方法可以检测颈椎病

▶ **38. 如何检查颈椎病患者的肌肉力量**

肌力是评估肌肉主动收缩时所产生的力量大小的一个量化指标,神经损伤可引起肌肉力量的下降。颈椎病患者的神经根或脊髓不同程度受压损伤,可导致四肢肌力下降。

肌力的测定方法是将患者的肢体放在适当的位置,根据肌肉或肌群能否对抗重力或阻力进行判断,如肌肉不能引起关节活动时,依靠目测或触诊肌肉有无收缩进行判断。根据是否可以主动活动、抗地心引力及对抗阻力程度,将肌力分为6级。

肌 力 分 级 表

分　级	表　　　现
0 级	肌肉无收缩
1 级	肌肉有微弱收缩,但不能移动关节
2 级	肌肉收缩可带动关节在水平方向运动,但不能对抗地心引力
3 级	肌肉收缩能对抗地心引力移动关节,但不能抵抗阻力
4 级	肌肉收缩不仅能对抗地心引力移动关节,还可以抵抗一定强度的阻力
5 级	肌肉收缩能抵抗强大的阻力运动肢体

根据上述分级考量患者肌力的改变。注意双侧肢体比较，还要考量到个人体质及锻炼情况导致的肌力差异。一般如双侧相同肌肉肌力差异超过10％，即有临床意义。

▶ 39. 有哪些体格检查可以帮助诊断神经根型颈椎病

神经根型颈椎病是指颈椎退变压迫脊神经根或被动牵拉产生的神经根型症状。体检可以发现神经支配区相对应的感觉障碍、感觉减退和感觉过敏；神经支配区的肌力减退、肌肉萎缩。以大小鱼际和骨间肌最为明显。上肢腱反射减弱或消失。常用的特殊检查包括以下几种。

压头试验（Spurling sign）：患者端坐，头后仰并偏向有症状侧。检查者用手掌在其头顶加压，出现颈部疼痛并向患手放射为阳性。疼痛或感觉异常的分布特点有助于判断颈椎病累及的神经根。

上臂牵拉试验（Eaton sign）：患者端坐，检查者一手将患者头部推向健侧，同时另一手握住患者手腕并向外下牵拉，如出现患肢根性疼痛、麻木感即为阳性。

例如颈 5～6 神经根和颈 6～7 神经根发病时，患者表现为前臂桡侧及手的桡侧 3 个手指感觉过敏或减退。压头试验和（或）上臂牵拉试验阳性。

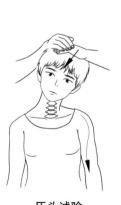 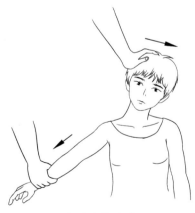

压头试验　　　　　　　　　上臂牵拉试验

▶ 40. 如何判断颈椎病的严重程度

颈椎病严重程度与脊髓、神经根的压迫程度息息相关。神经根型颈椎病患者随着疾病的加重可能出现神经支配区感觉障碍加重、双手无力、内在肌萎缩。脊髓性颈椎病患者，随着疾病的加重可能出现感觉平面、脚踩棉花感，甚至大小便失禁。随着循证医学的发展，逐步建立了颈椎病的评分标准，医生希望用数据结果来定量分析颈部脊髓受压的轻重程度和变化，特别是对治疗结果的评价。世界上应用最为广泛的是 SF‐36 和日本骨科学会的 JOA 评分。

（1）一般健康状态：对于一般健康状态的评价，在世界上应用最为广泛的是 SF‐36 的评价方法。它有 8 个项目，包括日常功能、身体疼痛、社会生活功能等。8 个项目分为身体健康和精神健康两大类。

（2）疾病特有的健康状态：JOA 评分对于脊髓型颈椎病造成的身体功能障碍（如手指的灵巧性障碍、步行能力、全身麻木、膀胱直肠功能障碍等）特有的表现可以进行评价，但是不能对颈椎本身的功能（如活动度和颈部疼痛）进行评价。

（3）疼痛评价：脊髓型颈椎病可以伴有颈部的疼痛和肩部疼痛。术后的轴性疼痛也是一个比较常见的问题。对于和疼痛接近的麻痛评价也很重要。对于疼痛的评价具有信赖性、妥当性和再现性的 VAS 评分被广泛采用。对于脊髓型颈椎病的疼痛评价很有必要。

（4）劳动能力：是否可以恢复工作，对于患者、家属、工作单位来说都是重要的效果评价。对于高龄的患者来说，由于已经退休，这个评价没有意义。但是对于仍然工作的人来说就很重要，特别是对于那些可能因为这个疾病导致调换工作岗位或者退休的患者来说更有意义。

▶ 41. 为什么颈椎病体格检查要压头、刮指甲、刮脚底

颈椎体格检查中除常规检查感觉、肌力、肌张力和神经反射外，也会进行一些病理征和特殊检查，例如压头试验、刮指甲检查（霍夫曼征）、刮脚底检查

（巴宾斯基征）。

压头试验：患者端坐，头后仰并偏向有症状侧。术者用手掌在其头顶加压，出现颈部疼痛并向患手放射为阳性。常见于神经根型颈椎病。

霍夫曼征：左手持患者腕部，以右中指和示指夹住患者中指并稍向上提，使腕部处于轻度过伸位。拇指迅速弹刮患者中指指甲，引起其余四指轻度掌屈反应为阳性。多见于脊髓型颈椎病患者，也可见于腱反射亢进的正常人。

巴宾斯基征：用竹签沿患者足底外侧缘，由后向前至小趾跟部并转向内侧，阳性反应为拇趾背伸，余趾呈扇形打开。多见于颈椎病压迫脊髓严重的患者。

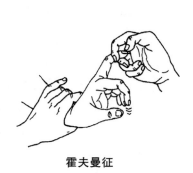

霍夫曼征

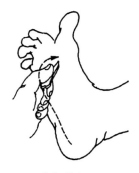

巴宾斯基征

还有一些辅助检查也非常重要

■
■
■
■

▶ **42. 诊断颈椎病可能需要做哪些辅助检查**

颈椎病的诊断需要根据症状、体征、体格检查和辅助检查相结合进行判断。常用的影像学检查有：颈椎 X 线片，颈椎 CT，颈椎 MRI 及肌电图检查。

颈椎 X 线片虽只能了解骨性结构，仍有重要意义。可以显示颈椎曲度改变，例如生理前凸减小、反曲，椎间隙狭窄，椎体后缘骨赘形成等。特殊体位还能显示颈椎节段不稳定。CT 可显示椎间盘突出、钙化，黄韧带骨化，颈椎管矢状径变小，脊髓受压。MRI 可显示致压物引起的硬膜囊间隙消失，脊髓损伤在脊髓内出现高信号区。肌电图检查可以明确神经损伤的数量、位置，以及鉴别其他神经相关疾病，例如腕管综合征、周围神经病变等。

▶ **43. 如何诊断颈椎不稳**

颈椎不稳是指维持颈椎稳定的结构逐渐老化，不能维持其生理平衡导致颈部屈伸时椎体相对移位，超过其生理限度而出现的临床症状。其不稳的节段引起对脊髓的动态压迫，也使其椎间连接结构承受更大的应力，不稳定节段进一步退变增厚，在不稳定节段周围逐渐形成骨赘。这时不稳定节段再次获得稳定，然而骨赘对脊髓的静态压迫逐渐严重，即发展为脊髓型颈椎病。

主要对常规侧位、过伸及过屈动力位侧位片加以测量：过伸过屈位 X 线片表现是过伸位与过屈位相邻两椎体的角度差≥16 度或椎体的位移距离≥3.5 毫米。临床表现为颈肩部疼痛，也可有上肢牵涉痛；颈肌紧张，活动受限，颈后部局限性压痛，可有上肢放射痛，手部可有麻刺感；排除其他颈椎占位性病变。

▶ 44. 为什么要拍过屈过伸位的 X 线片

随着人们生活、工作习惯的改变，颈椎始终处于过屈的强迫体位，颈周韧带和肌肉受力不平衡，出现颈椎动态不稳。然而这种动态不稳在颈椎正侧位片，乃至颈椎 MRI 都难以发现。在常规摄片的基础上加拍过屈过伸位片对该病变的早期诊断具有重要意义。颈椎过伸过屈位片是指在患者极度屈曲、伸直颈部时拍摄的颈椎 X 线片。过屈过伸位片主要适用于颈椎不稳的诊断。

不同体位的颈椎 X 线片各有什么诊断意义

颈椎摄片位置	摄　影　目　的
颈椎正位	有无侧弯，侧方有无骨赘、骨质破坏
颈椎侧位	生理弯曲情况，有无骨赘、骨质破坏、滑脱、不稳，喉部软组织情况
颈椎椎间孔斜位	观察颈椎椎间孔、小关节及椎弓根情况
颈椎张口位	观察寰椎和枢椎有无脱位，骨折

▶ 45. 诊断颈椎病做磁共振好还是 CT 好

CT 基本原理建立在人体各组织对 X 线不同吸收能力上。颈椎 CT 检查可以清楚地显示椎间盘突出的部位、大小、形态、和神经根及硬脊膜受压情况。还可以显示黄韧带肥厚、小关节增生、椎管或侧隐窝狭窄等情况。CT 对骨的成像比磁共振（MRI）清楚，所以在显示椎间盘钙化和后纵韧带骨化方面较磁共振具有一定的优势。但是 CT 对脊髓和软组织的显示没有磁共振清楚，也具有一定的放射性。

MRI 利用人体不同组织中的运动质子的密度不同，应用磁共振的原理，在外磁场中对人体发射无线脉冲,使质子发生共振现象。当脉冲停止后,通过接收释放的能量转换成数字信号,重建成不同灰度的磁共振图像。MRI对软组织的分辨率非常高,而且能从多个角度对待检部位进行成像,因此在软组织清晰度和灵敏度上都优于CT,也没有放射性,对人体无害。

MRI在颈椎病的诊断上具有重要的意义,阳性率可达99%以上。较之CT,可以多方位成像(横断面、冠状面、矢状面和斜面),解剖结构细节显示更好,对组织结构的细微病理变化更敏感(如脊髓变性、脊髓空洞),由信号强度可以确定组织的类型(如脂肪、血液和水),对软组织病变的分辨率更敏感。可以更加清晰地观察病变椎间盘突出的部位、程度、形态及其与硬膜囊、神经根等周围组织的关系,尤其对于椎管内肿瘤及其他疾病如结核等的鉴别更有帮助,所以对颈椎病的检查,两者各有优势。

▶ 46. 为什么有些患者做了CT还要做MRI

通常所说的颈椎CT,是指颈椎椎间盘CT检查,利用颈椎CT检查的确可以发现一些颈椎病患者,但是CT检查仍存在一些不足。

(1)常规颈椎CT检查是断层扫描,没有连续性,而且对上位颈椎情况显示往往不够。

(2)颈椎CT显示的是椎间盘部位有无压迫脊髓、神经根,如果椎间盘突出移位掉到椎体后方就难以发现。

(3)CT对软组织的显示没有MRI清楚,难以发现颈部脊髓本身的病变(肿瘤、囊肿)等。颈椎MRI可以多方位清晰观察到软组织细节,有效弥补CT的不足,对于明确病因、避免漏诊作用巨大。

▶ 47. 为什么做了MRI,术前还要加做三维CT重建

颈椎MRI由于可以更好显示解剖结构细节,对软组织病变的分辨率更敏感,对软组织结构的细微病理变化更敏感等优势,已成为颈椎病诊断的必备影像学资料。然而颈椎MRI也有其自身的短板:例如在显示钙化或骨化方面不

及 CT。而是否存在钙化或骨化(例如后纵韧带钙化)对于手术策略的制定至关重要。如果仅仅是椎间盘突出没有钙化,往往仅以前路椎间盘切除就可以解除压迫。如果合并后纵韧带骨化,则需要行椎体次全切除才可以达到治疗目的。三维 CT 除可以显示椎间盘有无钙化外,还可以将导致椎管狭窄的骨化情况(后纵韧带骨化或黄韧带骨化)清楚地呈现出来。因此,三维重建 CT 对手术方案的制定有重要意义,颈椎病的患者手术前要常规做三维重建 CT。

▶ 48. 肌电图对颈椎病有什么诊断意义

肌电图是对周围神经与肌肉的电生理检查方法,可用于观察并记录肌肉在静止、主动收缩和支配其的周围神经受刺激时的电活动,同时也可用来测量周围神经的传导速度。在颈椎病的诊断上,肌电图主要通过检查双上肢肌肉的兴奋性来反映相应神经根的状态,并根据异常电活动的分布范围来判断椎间盘突出和神经根受压的节段。在鉴别颈椎病与胸廓出口综合征、肘管综合征、尺管综合征及周围神经病变的准确率大于 90%,但与 MRI 相比并不是首选的检查手段,可用于辅助诊断和判断神经根的受压情况,同时也是和神经内科疾病鉴别的重要参考依据。它也可以用来作为判断治疗后神经恢复情况的指标之一。

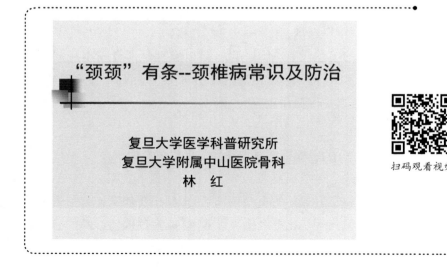

"颈颈"有条--颈椎病常识及防治

复旦大学医学科普研究所
复旦大学附属中山医院骨科
林 红

扫码观看视频

第四讲

准 确 判 断

似是而非的颈椎病

这些疾病很像颈椎病

■
■
■
■

▶ **49. 神经根型颈椎病需与哪些疾病相鉴别**

需要与神经根型颈椎病相鉴别的疾病包括以下几种。

（1）腕管综合征：女性多见，一般在生育年龄或绝经期前后，出现手部正中神经支配区域，也就是手掌及拇指、示指及中指的手掌面的疼痛麻木，以及正中神经所支配的肌肉无力（主要指拇指抓捏无力）等症状，而不伴有上臂、前臂的疼痛麻木等症状。医生检查时压迫手腕部可出现手部上述区域的麻木疼痛加重。

（2）胸廓出口综合征：正常人的肋骨是从第1胸椎开始的，颈椎上是没有肋骨存在的。如果患者的第7颈椎有肋骨存在，或第7颈椎横突过长，或者由于前斜角肌肥大等原因，当肩部下垂时可发生上肢麻痛，疼痛常呈放射性的，可以伴有小指发麻，很像颈椎病。这种患者常较年轻，患者还常常有血管压迫症状，如手部发凉、发白或发紫等。艾迪生（Addison）试验阳性，即患者坐直，头偏一侧，检查者立于患者一侧，手握患者腕部桡动脉处然后慢慢将患者上肢外展上举，到一定高度时桡动脉搏动减弱至消失，同时患者感觉手部麻痛，即可诊断。拍X线片可看到有第7颈椎肋骨或横突肥大。

（3）心绞痛：颈椎病时，如果刺激了颈7神经根，可有左上肢尺侧疼痛，同时合并有左侧胸痛，在这种情况下应当与心绞痛相鉴别。颈椎病者在胸大肌压痛点进行封闭后,疼痛可以减轻;而心绞痛患者则无肌肉的压痛,同时发作时多有胸闷、气短的感觉,心电图多有改变,服用硝酸甘油等可以立即缓解疼痛。

(4)肩周炎:肩周炎也可造成肩部疼痛。肩周炎是局部软组织劳损的表现,常常有软组织压痛,而且疼痛往往和上肢的位置有关。比如肢体自然下垂位疼痛能缓解,上举或后伸时疼痛加剧。颈椎病引起的肩颈痛通常与上肢体位无关,也就是无论上肢处于何种位置均有疼痛,往往夜间疼痛加重。

(5)其他:如颈部扭伤、网球肘、肘管综合征及尺神经炎、颈椎肿瘤与结核等疾病,有时也可与神经根型颈椎病相混淆,也需鉴别。

▶ 50. 脊髓型颈椎病需与哪些疾病相鉴别

需要与骨髓型颈椎病相鉴别的疾病包括以下几种。

(1)脊髓空洞症:这是一种慢性进展的脊髓进行性疾患,髓内有空洞形成,并逐渐扩大而引起运动和感觉障碍,其主要特点是在颈胸神经分布区出现疼痛、温觉障碍,而触觉正常,此即感觉分离现象。由于颈椎病脊髓型亦可出现上述分离性感觉障碍,故临床上二者易相互误诊。

(2)肌萎缩侧索硬化:脊髓前角和锥体束均有弥漫性损害,即脊髓型和神经根型颈椎病的混合存在。初期主要表现为上肢进行性远端(手及前臂)肌萎缩。一般无感觉障碍,当上肢肌萎缩加重并扩展时,可出现肩部和颈部肌肉萎缩,则下肢可逐渐出现上神经元损害症状,如痉挛性瘫痪、锥体束征阳性等。颈椎病罕有肩部肌肉萎缩。肌电图显示胸锁乳突肌和舌肌出现自发电位。

(3)椎管内肿瘤:包括髓内肿瘤和髓外肿瘤。颈椎病属髓外性压迫,故首先应与髓内病变鉴别,再进一步与髓外病变区别。脊髓型颈椎病与髓外肿瘤的鉴别有时相当困难,但下列两点有助于鉴别:① 肿瘤起病缓慢,并呈逐步进行性发展,自然间歇缓解者甚罕见;颈椎病则多有时好时坏的现象,初期尤为明显。② 颈椎 X 线片检查,髓外肿瘤者椎板蒂间距离加宽。哑铃形神经纤维瘤可见椎间孔扩大,椎体后缘弧形压迫和硬化。如为恶性肿瘤则有骨质破坏。颈椎病则有椎间孔缩小,椎体缘骨赘呈唇形。如为多发性横贯性后缘骨赘,

MRI 检查可以确诊。

▶ 51. 什么是双卡综合征

周围神经双卡综合征,简称双卡综合征,是指同一条神经在两个不同的平面受到卡压。在早期病例的研究报道中,有些症状难以用单一部位的神经卡压所解释,甚至有些病例在手术后症状仍未能缓解,在经过仔细的临床检查后,发现在同一神经近端或远端,仍有卡压的现象存在,处理此处病变后患者症状得以缓解。

现代医学在对神经卡压现象的观察中,发现大量的双卡综合征。它的特点是,当近端神经轻度卡压时常不会引起明显的临床症状,但当该神经远端再度被卡压时,就出现疼痛过敏。故当神经远端有一处或多处再卡压时,就会出现明显的临床症状。因此,当患者出现严重临床根性疼痛症状时,需要考虑双卡综合征的问题。如果仅治愈双卡中的一点,其效果将大打折扣,甚至无效。

在神经信号从颈部脊髓到肢端神经末梢的路途中,的确也存在着一系列的"拦路虎"。例如胸廓出口综合征、腕管综合征、尺管综合征等。因此,在症状与影像学检查不完全一致时更要关注这种情况的发生,避免事倍功半。

▶ 52. 什么是颈腰综合征

所谓颈腰综合征,是指颈椎及腰椎同时或先后出现椎管内神经受压并有临床症状表现者。其在颈椎病及颈椎椎管狭窄症患者中的发生率为 20% 左右。

颈椎病患者常在叙述有颈项疼痛、上肢放射痛的同时,伴有腰背痛及坐骨神经痛的症状。这种疼痛常是因为颈椎间盘退变及其继发性改变刺激或压迫相邻脊髓和神经组织,引起颈椎病的症状。当压迫颈神经根时,表现为相应节段的神经干性痛或丛性痛,同时有感觉障碍、感觉减弱和感觉过敏等。神经支配区域的肌力减退、肌肉萎缩,以大、小鱼际肌和骨间肌为明显,上肢腱反射减弱或消失。因脊神经根背膜的窦椎神经末梢受到刺激而出现颈项痛。

当颈椎间盘和骨赘压迫神经根时,则有明显的颈项痛和上肢痛。当压迫脊髓时患者出现上肢或下肢麻木无力、僵硬,双足踩棉花感,脚尖不能离地,触觉障碍,胸部有束带感,双手精细动作笨拙,夹东西、写字颤抖,手里拿的东西经常掉下来。在后期可能出现尿频或排尿、排便困难等功能障碍。

腰椎症状包括腰部后伸受限及疼痛,压迫神经根时可出现下肢放射痛及小腿外侧、足趾及足底麻木。存在腰椎管狭窄时还会出现间歇性跛行:即当患者步行数十米或数百米后出现一侧或双侧,或以一侧为重的腰腿部症状,表现为腰酸、腿痛以及下肢麻木无力以至跛行,当稍许蹲下或坐下休息数分钟后又可继续步行。

这些症状颈椎病也有

▪
▪
▪
▪

▶ **53. 除了颈椎病,还有哪些疾病会造成手指麻木**

造成手指麻木的疾病很多,包括颈椎病、上肢神经压迫、糖尿病、脑梗死和其他神经系统病变。

(1)上肢神经卡压

腕管综合征:拇、示、中指的麻木疼痛,常有夜间麻醒史,活动手腕可好转。严重者可伴有大鱼际肌肉萎缩,拇指对掌无力,这是因为正中神经在腕部受到压迫。屈腕试验阳性,即患者屈肘、前臂上举,双手和腕同时屈曲90度,1分钟内患侧即会诱发神经刺激症状。

肘管综合征:环、小指的麻木疼痛,也可有夜间麻醒史,严重者伴有肌萎缩,环、小指的屈指力下降,影响精细动作。这是因为神经在肘部受到卡压。

胸廓出口综合征:当肩部下垂时,可发生上肢疼痛,疼痛常呈放射性的,可以伴有小指发麻。患者还常常有血管压迫症状,如手部发凉、发白或发紫等。艾迪生(Addison)试验阳性。神经卡压引起的手指麻木与颈椎病很相似,可以通过特殊检查和叩击卡压部位,观察是否出现其支配皮区的放电样麻痛感或蚁走感(Tinel征)加以鉴别,同时还可以通过肌电图和颈椎MRI明确诊断。

(2)糖尿病:糖尿病患者由于长期血糖控制不稳定,损伤神经末梢,导致双手、双足的手套袜子状感觉减退。缺乏上肢放射痛、无力或肌萎缩的表现。同时颈椎病引起的手指麻木极少见双侧十指麻木。

（3）中风（卒中）：引起手麻的另一常见疾病便是中风。虽然手指麻木不一定会发生中风，但对于年龄在40岁以上的中年人来说，如果经常出现头痛、眩晕、头重脚轻、肢体麻木、舌头发胀等症状，且患者平时又有高血压、高血脂、糖尿病、脑动脉硬化等疾病时，应多加以注意，警惕中风的发生。

（4）更年期综合征：进入更年期的妇女有时候也有手麻的现象，但是并不明显，随着更年期的结束，手麻现象就会随之消失。需注意是否存在更年期激素紊乱的伴随症状，例如，烘热汗出、烦躁易怒、心悸失眠或忧郁健忘等。

▶ 54. 慢性颈肩背部疼痛与颈椎病的肩颈痛有什么不同

慢性颈肩背部疼痛也会出现向上肢及肩部的疼痛，容易与神经根型颈椎病相混淆。但是慢性颈肩背部疼痛范围比较局限，而颈椎病常有手指感觉障碍、肌力下降等伴随症状；对前者的局限性压痛点进行封闭，可以缓解这种放射性的疼痛；而对于神经根型颈椎病，如果颈部有局限性的压痛点，痛点封闭不能有效缓解上肢的放射性疼痛（诊断明确者可不做此试验）；再者颈项肌筋膜炎在颈椎MRI上不能发现椎间盘突出等异常表现，而神经根型颈椎病却能获得定位诊断。

▶ 55. 颈椎病与中风引起的上肢无力有什么不同

颈椎病引起的上肢无力起病较慢，常常是肌力逐渐减退，神经根型颈椎病可以合并有手指麻木或过敏、上肢放射痛、肌萎缩。脊髓型颈椎病可以出现下肢麻木无力、僵硬、脚踩棉花感、手指精细活动受限、夹东西或写字颤抖等，严重的出现二便不同程度障碍。颈椎MRI可以明确诊断。大部分患者可通过改变不良生活习惯，采用保守治疗恢复，严重者需手术解除神经压迫。

脑卒中，又称中风或脑血管意外，是一组以突发起病，局灶性神经功能缺损为共同特征的急性脑血管疾病。常见脑卒中大致可分为缺血性脑卒中（脑梗死)和出血性脑卒中(脑出血)。脑卒中的部分临床表现与上述颈椎病的症状相似,以偏瘫为主,即同侧上下肢均无力,甚至不能活动。起病快,往往合并有失语、口角或伸舌歪斜等颅神经受损表现。头颅 CT 可鉴别。

患者一旦出现四肢无力、麻木、肌肉萎缩、活动受限、偏瘫、二便不同程度障碍等不适症状应立即到医院就诊,骨科和神经内科医生凭借临床经验及 X 线片、CT 等相关的辅助检查设施,确诊并有效治疗这两种疾病是不难的。

▶ 56. 颈椎病与神经内科疾病引起的四肢无力有哪些不同

颈椎病导致的四肢无力是脊髓型颈椎病导致颈髓严重受压的结果,除四肢无力外,还可合并有损伤节段相符的感觉平面,平面以下感觉减退或消失。严重的出现大小便失禁。由于上位神经元受损,双下肢肌张力增高;锥体束受损,双侧病理征阳性。

神经内科疾病导致的四肢无力较为特殊性,多为急性起病,感觉、肌力减退不同步,肌肉萎缩出现早,常为弛缓性瘫痪。偶有合并颅神经等其他神经症状。电生理检查可以鉴别。

急性轴索运动神经病急性起病,24 小时四肢无力瘫痪,很少有感觉受累。肌萎缩出现早。电生理检查主要见运动神经轴索受累、无传导速度减慢等脱髓鞘证据。

重症肌无力表现为四肢迟缓型瘫痪,并可有对称性颅神经所支配的肌肉无力,特别是双侧面瘫和咽部、喉部肌肉瘫痪。

第五讲

保 守 治 疗
不想开刀怎么办

有效的保守疗法有这些

■
■
■
■

▶ 57. 颈椎病有哪些常用保守治疗方法

（1）卧床休息，避免各种诱发因素：卧床休息可减少颈椎负载，有利于椎间盘关节的创伤、炎症消退，减轻或消除症状。同时避免受凉、劳累、不良姿势等各种诱发因素。

（2）颈托、围脖等颈部支具固定保护：可缓解肌肉痉挛，使颈椎制动、牵张，颈椎病急性发作时效果好。

（3）颈椎牵引：颈椎牵引疗法通过纵向持续力量作用于颈椎，消除颈椎周围肌肉、韧带的痉挛，调整椎节排列方向，可整体上恢复颈椎生理性排列顺序与弧度，重新恢复其生理性内外平衡与稳定及功能，解除肌肉痉挛，缓解临床症状。

（4）颈椎保健操等运动锻炼疗法：可纠正不良的工作及生活习惯，减少或消除引起或加重颈椎病的诱因，预防和治疗颈椎病。但要注意锻炼方法的科学性、合理性，锻炼过程中应循序渐进，持之以恒，动作不可过快过猛。

（5）推拿按摩：在压痛点上进行适度的机械性按摩刺激，对神经末梢与其周围的无菌性炎症组织可起到间接的松解作用。但必须由经验丰富的推拿科医生操作，以避免加重病情。

（6）理疗：可改善神经血供，松弛肌肉，加速消退水肿、炎症等，起到活血化瘀、缓解痉挛、镇静止痛及加强保护性抑制等作用。若由理疗科医生根据病情制定个体化治疗方案，效果更佳。常见方法有热疗、直流电疗法、低频脉冲疗法、超声波疗法、感应电疗法、醋疗、中药透入疗法等。

（7）针灸治疗：针灸是常用的中医治疗方法，根据中医理论，可通过经络调节阴阳平衡，疏通经络，扶正祛邪，从而缓解颈椎病的症状。研究显示，针灸具有显著改善病变组织及神经根的微循环，促进炎性物质吸收，促进神经损伤修复，缓解肌肉痉挛，改善脊柱力学的作用。

（8）药物治疗：一般包括① 止痛药；② 肌松药（如盐酸乙哌立松、鲁南贝特等）；③ 激素类（如泼尼松、甲泼尼松琥珀酸钠等）；④ 神经营养药物（如甲钴胺、神经妥乐平等）；⑤ 扩血管、活血药物（如丹参、烟酸等）；⑥ 抗眩晕药；⑦ 外用药；⑧ 中草药。

▶ 58. 治疗颈椎病的常用药物有哪些

（1）止痛药：包括常用的非甾体类消炎止痛药（双氯芬酸、美洛昔康、塞来西布等）和阿片类止痛药（吗啡、盐酸哌替啶、芬太尼等），前者除单纯的止痛作用外，可缓解神经根周围的炎性反应，以减少对压迫的敏感性；后者用于中度到重度疼痛，非阿片类药物和其他保守治疗无效者。

（2）肌松药（如盐酸乙哌立松、鲁南贝特等）：用于缓解颈椎周围肌肉的痉挛，减轻肌肉强直，但用药期间不宜从事驾驶车辆等有危险性的机械操作。

（3）激素类（如地塞米松、甲泼尼松琥珀酸钠等）：静脉用药可缓解急性神经根水肿，可慎重用于其他药物无效者；局部注射封闭治疗也可缓解症状。

（4）神经营养药物（如甲钴胺、神经妥乐平等）：对损伤炎性变的神经可起到营养、修复作用，能够长期使用，不良反应小。

（5）扩血管、活血药物（如烟草酸、血管舒缓素、地巴唑等）：通过促进全身血液循环来达到营养神经、减轻或消除神经根水肿、修复神经损伤、改善脊髓的血液供给。

（6）抗眩晕药物：主要用于治疗颈椎病导致的眩晕，包括钙通道拮抗剂（如尼莫地平等）、外周血管扩张药（如倍他司汀）等。

（7）外用药：如辣椒碱软膏、双氯芬酸（扶他林）乳胶剂等，局部应用可减轻肌肉筋膜炎和肌肉劳损所引起的疼痛。

（8）中草药：根据中医理论，颈椎病多属于痹证、头痛、眩晕、项强等范畴。本病本虚标实，治疗上以散风祛湿、活血化瘀、舒筋止痛为原则，常用口服成药有天麻丸、腰痹痛、风湿痹痛片等；常用方剂有四物止痛汤、舒筋活血汤等；其他还有各种外用的膏药和搽剂，如麝香解痛膏、奇正消痛贴、狗皮膏、治伤软膏等。

▶ 59. 针灸对颈椎病有效吗

针灸是指把针具（通常指毫针）按照一定的角度刺入患者体内，运用捻转与提插等针刺手法来对刺激人体特定部位（穴位），从而达到治疗疾病的目的。按照中医理论，颈椎病属中医之眩晕、头痛、肢麻、痹证等范畴，临床上可分为气血不足、经脉闭阻、肝阳上亢、痰湿中阻、肾精不足等证型。

一般针灸处方为：神经根型多选风池、风府、肩井、曲池、外关、合谷、后溪、阿是等穴位；脊髓型多选大椎、肩中俞、颈夹脊、肩井、绝骨、阳陵泉等穴位；椎动脉型多选风池、天柱、百会、太阳、完骨、头维等穴位；交感神经型多选百会、四神聪、太阳、劳宫、足三里、三阴交、内关等穴位。针灸方法有毫针、电针、针刀、水针、灸法等，其中以毫针和电针最为常用。

▶ 60. 推拿按摩对颈椎病有好处吗

推拿按摩治疗是一种有效治疗颈椎病的方法，具有舒筋通络、活血散瘀、消肿止痛、滑利关节、整复错缝等作用。有经验的推拿师通过按摩可达到缓解肌紧张与痉挛、加大椎间隙与椎间孔、整复滑膜嵌顿及小关节半脱位、改善颈椎关节活动度等目的。但在进行颈椎推拿按摩前应对颈椎病的病情有全面的了解，按摩手法熟练切忌粗暴，对骨质疏松患者及脊髓型颈椎病患者慎用或忌用。特别是对脊髓型颈椎病进行按摩推拿治疗受到不少学者的反对，认为操作不当有可能加重病情，甚至发生高位截瘫。

因此,想要推拿按摩治疗颈椎病的患者,应该先到医院就诊以明确诊断分型和严重程度,请推拿科医生或有正规执照的推拿师进行按摩,力量以自己能够承受为宜且需注意幅度要循序渐进增加,整个治疗过程中要连贯、轻柔、着实、深透、沉稳。

▶ 61. 围领和颈托有何作用

围领和颈托可应用于各型颈椎病。它们的主要作用是使颈部制动,放松颈肌,有利于组织充血、水肿的消退,减少神经根的磨损,减轻关节的创伤性反应和巩固疗效,防止复发。

但是,长期应用颈托和围领可以引起颈背部肌肉萎缩、关节僵硬,非但无益,反而有害。因此,穿戴时间不可过久,一般只用于急性发作期患者,且在应用期间要适当进行医疗体育锻炼。当症状逐渐减轻后,要及时除去围领及颈托,加强肌肉锻炼。

▶ 62. 颈椎病患者可以打封闭治疗吗

封闭疗法,是指将利多卡因、普鲁卡因等麻醉药物和地塞米松、甲强龙(甲泼尼龙琥珀酸钠)等激素类药物及生理盐水混合在一起注射到机体疼痛部位,以消除炎症、解除疼痛的一种治疗方法。封闭疗法对于急慢性疼痛的效果显著,如果应用得当可以收到立竿见影的效果,因而在临床上应用较广。

封闭疗法可以用来治疗颈椎病,主要机制为以下几方面。

(1)保护神经系统:利多卡因是对神经系统有亲和性的麻醉药物,它可以阻断疼痛的恶性循环,使神经系统得到休息和调整。

(2)镇痛作用:利多卡因等麻醉药物有很强的镇痛作用,可以阻断局部病变发出的疼痛信号。

(3)消炎作用:大多数软组织疼痛由于局部的无菌性炎症及软组织充血水肿刺激神经系统所致。利多卡因等麻醉药物合并激素治疗可以改变局部的血液循环,减少炎性渗出,促进局部代谢产物的排出,从而起到消炎作用。生理盐水可稀释炎症因子的浓度,减轻对神经根的刺激,并可提高利多卡因的时效,使症状迅速缓解。

封闭疗法的具体方法有局部封闭疗法和硬膜外封闭疗法,以及运用中西医结合开展的穴位封闭及经络注射。

局部封闭疗法主要是用于有局部压痛点的疼痛难忍的颈部急性扭伤,及其他颈部伤患者,对于因椎管内病变引起的根性或脊髓性受压所致者,效果不佳。

硬膜外封闭疗法是一种治疗颈椎病的有效神经阻滞方法。该方法是将药物直接注入硬脊膜间隙后,通过麻醉药物抑制神经末梢的兴奋性,使血管扩张,改善局部血液循环,加速炎症代谢产物的排除和水肿的吸收与消散,从而减轻神经根的压迫症状,药物还可扩散到脊髓前间隙、横突孔周围、椎间孔及邻近部位,广泛消除无菌性炎症,解除肿胀和粘连,调整各种神经功能,解除神经的压迫,改善脊髓的血液供应。

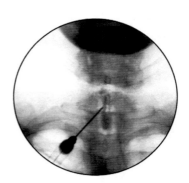

硬膜外封闭疗法的电透影像

需要注意的是,硬膜外封闭疗法的并发症非常严重,可能会引起呼吸骤停甚至危及生命,因此很多临床医师不愿采用此种疗法。

穴位封闭及经络注射治疗是指选取经络穴位注射或行压痛点注射治疗,常用穴位有风池、肩井、天髎、肩中俞、肩髃、曲池、合谷、肩三针等穴。注射药物可使用中成药,如丹参注射液、当归注射液、夏天无注射液、红茴香注射液等。

▶ 63. 是不是所有颈椎病患者都可以通过保守治疗康复

并不是所有颈椎病患者都可以通过保守治疗得到康复。保守治疗有效的患者具备以下条件:颈椎病功能评分(如改良 JOA 评分)较低、神经功能障碍很轻(通过肌电图检查显示正常的中央束传导时间)、脊髓横断面积超过正常椎管面积的 70%。保守治疗的适应证一般为:神经根型颈椎病,颈痛型颈椎病,早期脊髓型颈椎病,轻度颈椎间盘突出症,还有全身情况差、不能耐受手术者,如高龄患者。

对于以下颈椎病患者一般保守治疗无效,需要手术治疗:MRI 检查发现脊髓有局限性异常高信号,有症状的脊髓型颈椎病;经保守治疗无效的其他类型颈椎病,如果出现行走和平衡障碍,手协调能力障碍或进行性加重的神经功能障碍,则主张早期行手术治疗。

理疗和牵引没那么神秘

▶ 64. 哪些颈椎病患者适合做颈椎牵引

颈椎牵引疗法主要用于治疗神经根型颈椎病,对解除神经压迫有明显作用。对于脊髓受压明显或颈椎不稳定的脊髓型颈椎病不宜采用牵引治疗,牵引重量不当甚至会加重症状。

颈椎机械牵引是通过机械手段给颈椎施加牵拉力,使其发生相对伸长,从而达到分离关节面、牵伸周围软组织和改变骨结构之间角度或弧度等目的的一种康复治疗技术。主要作用机制如下。

(1)解除颈部肌肉痉挛,恢复颈部肌力的平衡,从而减少对椎间盘的压力。

(2)限制颈椎活动,有利于组织充血、水肿和无菌性炎症的消退。

(3)牵引被嵌顿的小关节滑膜,整复椎体滑脱和钩椎关节错位,恢复颈椎的正常序列。

(4)使扭曲于横突孔间的椎动脉得以伸张,改善椎动脉的血液供应。

(5)缓冲椎间盘组织向周缘的压力,有利于已经向外突出的纤维环组织消肿。

(6)增大椎间孔和椎间隙,以松解神经根及周围组织的粘连,减轻神经根所受的刺激和压迫。

▶ 65. 怎样在家里做颈椎牵引治疗

颈椎牵引是治疗颈椎病的一种有效方法,但是该疗法需要一定的连续治疗时间才能起效。如果每天都要赶到医院进行治疗,会给患者带来很多不便。其实在医院、医药商店甚至是网上都可以买到简易的颈椎牵引器械,患者完全可以在家里进行颈椎牵引治疗。

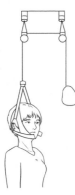

颈椎牵引分坐位和卧位两种。一般病情较轻者用坐位,而且坐位所需空间较小,比较适合在家里使用。坐位牵引时,将布制枕颌牵引带(又称四头带)套于患者的枕部及下颌部,在左右两侧将前后叶绑在一起,将牵引绳一端与牵引带连接,使绳子通过滑车(滑车可挂在门上或支架上),将绳的另一端挂上所需要的重量。

卧位牵引一般用于病情较重者。卧位牵引时,需要患者头侧的床头有挡板,将滑车挂在挡板上,牵引绳一端与枕颌牵引带连接,另一端通过滑车后连接牵引重量,最好将患者头侧的床脚抬高 20～25 厘米,以防止患者沿牵引方向移动。

坐位牵引

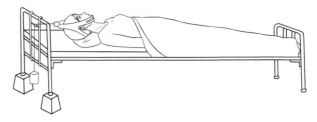

卧位牵引

▶ 66. 颈椎牵引应注意些什么

颈椎牵引时,尤其在家里牵引时应注意以下几点。

(1)枕颌带位置正确:牵引时枕颌带的前面部分应套于下颌部(即下巴处,如图),千万不能压在颈前喉部,当心引起窒息事故。如果患者双上肢无力,牵引时应有家属在家照看,否则一旦枕颌带向喉部滑移时,患者无法自行调整位置。

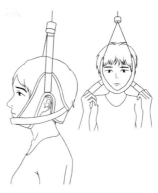

正确的枕颌带位置

（2）牵引角度:一般略向前倾,大都为 5～30度,患者可自行体会选择最能缓解症状的角度来牵引,左右屈曲角度也可以进行适当调整。

（3）牵引重量:一般为 3～15 千克,初次牵引时可选择较轻的重量,以后逐渐增加。

（4）牵引时间:一般轻症患者采用间断牵引,每天 1～3 次,每次 15～30 分钟,重症卧位牵引者可行持续牵引,每天牵引 6～8 小时。

刚开始牵引治疗时,少数患者可有头晕、头胀或颈背部疲劳感,常见于交感神经型和椎动脉型颈椎病患者。如果发生这种情况,牵引应该从小重量、短时间开始,以后根据患者具体情况,逐步增加牵引重量和延长牵引时间。如果颈椎病症状反而加重,可能是牵引加重了对神经或血管的刺激或压迫,应立刻终止牵引,改用其他治疗方法。

▶ 67. 理疗对颈椎病有效吗

物理疗法,简称理疗,是指应用一种或多种物理能量条件作用于人体来防治疾病的方法。分人工物理因素疗法(包括电疗、磁疗、光疗、超声波、水疗等)和自然物理因素疗法(包括矿泉、空气、日光、海水等)。理疗适用于大部分颈椎病患者,可使神经血供得到改善,并能松弛肌肉,加速消退水肿、炎症等,能起到活血化瘀、缓解痉挛、镇静止痛及加强保护性抑制等作用。具体操作时可根据实际情况选用石蜡疗法、红外线疗法、磁疗、直流电离子导入疗法、微波疗法等各种方法。

▶ 68. 颈椎操可以治疗颈椎病吗

颈椎病医疗体操(颈椎操)也就是颈椎病的运动疗法。运动疗法可分为静力性和动力性两种,颈椎操一般指动力性运动疗法,指通过颈椎各方向的主动运动来锻炼颈椎的各个关节，包括椎间盘关节、椎间上下关节突关节、寰枢关节等。该法能够改善颈椎活动度，调整椎间孔与脊神经空间位置的关系，纠正椎间小关节的微小错位及解除滑膜卡压等。因此颈椎操的目的与作用主要有以下两方面。

（1）通过颈部各方向的放松性运动，活跃颈椎区域血液循环，消除瘀血水肿，同时牵伸颈部韧带，放松痉挛肌肉，从而减轻症状。

（2）增强颈部肌肉，加强其对疲劳的耐受能力，改善颈椎的稳定性，从而巩固治疗效果，防止反复发作。

在颈椎病急性发作期不宜做颈椎操，只可在医生指导下酌情进行锻炼，有较明显或进行性脊髓受压症状时禁忌运动，特别是颈椎后仰运动。当各型颈椎病症状基本缓解或呈转为慢性状态时，可开始动力性颈椎操锻炼以促进症状的进一步消除及巩固疗效。

做颈椎操时要注意动作幅度和强度，尽可能缓慢，锻炼时动作不要太过僵硬，慎行 360 度摇旋头部动作，因为颈部肌肉、韧带等组织娇嫩，如果方式不正确或者强度太大，极有可能造成新的损伤，容易使颈部血管发生痉挛、扭曲变形，诱发或加重脑供血不足，尤其老年颈椎病患者，做颈椎功能锻炼时动作一定要柔和。锻炼要持之以恒，每天 1～3 次，每次应尽力而行。椎动脉型颈椎病做颈部运动保健操动作幅度要小，如出现眩晕症状，要停止练操，防止跌倒，采用其他方法治疗。锻炼中若出现症状无改善甚至加重，出现剧痛或疼痛突然加剧，突然出现步态不稳甚至跌倒等症状时应停止做操，及早就医。

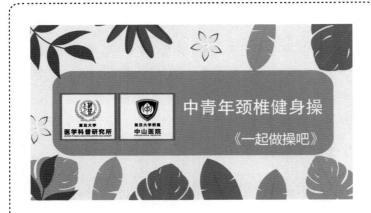

扫码观看视频

第六讲

手术治疗

非得开刀不用怕

手术前你需要知道这些

▮
▮
▮
▮

▶ 69. 什么样的颈椎病患者需要手术治疗

各种原因（如颈椎间盘突出、后纵韧带骨化等）使脊髓受压产生神经压迫症状，保守治疗无效，就需要手术。脊髓型颈椎病患者一旦确诊，即需要马上接受手术治疗。神经根型的颈椎病患者大多采用非手术治疗效果较好，但在经过保守治疗后，效果不佳或反复发作或症状严重，影响工作及生活质量的部分患者，也需要手术治疗。这两类患者人数较多，也是目前颈椎手术中最大、最主要的群体。如果有明确颈椎不稳定以及各种原因导致的颈椎管狭窄，出现症状时也需要手术治疗。其他一些如椎动脉狭窄的椎动脉型颈椎病，一般不需要行手术治疗。

▶ 70. 哪些颈椎病患者不能手术治疗

首先，具有颈椎病类似表现，但通过神经系统检查及影像学检查存在疑问，从而无法确定是颈椎病的患者，也即诊断不明确的患者不能接受手术。其次，颈椎病病程长，已经存在长期四肢瘫痪、肌肉萎缩、关节僵硬，脊髓变性损害严重的患者，手术效果极差，也不能手术。

颈椎手术是大手术，全身情况差、存在其他器官（如心、脑、肺等）严重疾病不能承受手术创伤的，也不能接受手术。此外，严重营养不良、恶性肿瘤多处转移的患者，在选择手术时也需要非常慎重。

▶ 71. 颈椎病手术危险吗，会不会造成瘫痪

任何一个外科手术都有其潜在的风险，颈椎手术也不例外。但颈椎手术会导致瘫痪是错误的观念。当然，任何操作、手术都会有风险。如同坐飞机旅行，如果飞机失事后果非常严重，但发生率极低。颈椎手术虽然是高危手术，但实际上目前手术技术已经非常成熟，有经验的医生可以将手术风险降到最低。

随着现代医学的发展，医疗技术的提高，比如显微镜的使用，将微创化的技术带到颈椎手术中，其安全性大为提高，因此完全没有必要讳疾忌医。

▶ 72. 颈椎手术后转头和低头会受限吗

根据不同的手术部位和手术节段，存在不同的影响。由于颈部旋转的活动大部分是由第 1、2 颈椎提供的，所以当涉及以上两个部位固定、融合时，对颈椎旋转的影响较大。无论是颈椎前方或后方手术，随着手术节段的增加，颈椎的活动受限也会增加，对 3 个节段以上的颈椎进行固定及融合后，会一定程度地限制颈部前屈和仰伸功能，也就是低头和抬头两个动作。如果使用人工椎间盘置换，则对颈椎屈伸活动影响会很小。

▶ 73. 为什么颈椎病患者术前要戒烟

长时间吸烟会改变小血管、毛细血管的状态，导致手术部位的血供不佳，融合时间延长甚至不愈合，降低融合率，增加融合部位植骨块松动的可能性，进一步导致颈部疼痛、植骨块压迫脊髓，需要再次手术。其次，长时间吸烟的患者脊髓血供不佳，脊髓缺血会进一步加重症状。另一方面缺血的脊髓在手术解除压迫后发生再灌注损伤的风险也更大，导致术后脊髓的症状反较术前

加重。

　　吸烟对患者的肺部功能影响是明确的,吸烟会损害肺通气和肺弥散功能,增加肺气肿的可能,增加术后患者肺部功能障碍的可能性,同时患者术后也更容易并发肺部感染,肺功能障碍和肺部感染相互促进,导致患者通气障碍、全身感染,危及生命。手术后吸烟患者痰会非常多,咳痰如果不彻底有发生肺炎的危险,甚至可能造成窒息。

▶ 74. 颈椎病患者在术前应做好哪些准备

　　接受颈椎手术前需要戒烟,吸烟会导致许多有害物质,比如尼古丁会使小血管收缩痉挛,影响局部组织的血液供应,影响术后愈合;另外手术前吸烟患者痰会非常多,咳痰如果不彻底有发生肺炎的危险,甚至可能造成窒息。一些容易发生坠积性肺炎的患者,比如老慢支的患者,在术前需练习咳嗽、咳痰。为了使患者尽快适应术后的呼吸及饮食状态,需要在术前进行气管、食管的推移训练。

　　接受颈椎后路手术的患者,术前1天得理发。存在缺铁性贫血的患者,在接受颈椎手术前,得补充足够的铁剂,这样可以减少术中输血,也能降低术后感染的风险,在条件允许的情况下,联合使用重组促人红细胞生成素效果更好。一些颈椎后路或前后路联合的手术,手术时间长,出血也可能较多,也可以进行术前自体血储存、急性等容量血液稀释、术中和术后自体血回输的方式减少因同种异体输血带来的问题,如传染病、发热等。手术前6小时应当开始禁食,术前4小时开始停止喝水。

▶ 75. 颈椎病患者入院后要做哪些术前检查

　　颈椎患者术前检查分为全身情况检查与骨科相关的检查。全身状况检查的目的是了解患者的基础状况以及过往的疾病史,评估患者能否耐受手术。这些检查内容包括,患者的身高、体重、生命体征(体温、心率、血压、呼吸)以及快速的全身体格检查,还有一些实验室数据,即一些验血的指标,如血常规、肝肾功能、电解质、凝血功能等。通过拍摄胸部 X 线片以及做心电图，可以快速、大致地了解患者的心肺功能。询问患者过往疾病史，能够了解患者有无高血压、糖尿病、心脏和肺部疾病史，决定是否需要进一步进行心脏超声、24 小时动态心电图、肺功能等检查，评估患者的心肺功能能否承受手术。其他还需要了解的情况如有无脑部疾病、肿瘤、传染病史等。

入院前颈椎病患者往往已经有了 MRI 检查报告，在手术前必须进行 X 线摄片、三维重建 CT 等检查，X 线片可以了解颈椎的曲度和僵硬度，还可以通过动力位（过伸过屈位）摄片发现颈椎有不稳的节段，这对手术方案和节段的选择有重要意义。三维重建 CT 也必不可少，因为通过它可以发现椎间盘、韧带有没有钙化，这对选择手术入路有重要决定作用。还有一些患者需要做肌电图检查，进一步明确诊断，或腰椎和髋关节的检查，排除其他疾病。有些行走不便的患者可能腰椎也有神经压迫，医学上称为颈腰综合征。另外一些合并严重颈椎畸形的患者需要行动脉血管的 CTA 等检查。

颈椎病那些事

扫码观看视频

选好术式提高疗效

■
■
■
■

▶ **76. 颈椎手术有哪些方法**

颈椎手术种类繁多,从大的方向上来说,颈椎手术从前方或者后方手术,另有极少的可能通过颈前外侧施行。前方的手可以从口腔进入、也可能从颈部上方或下方进入。需要了解的是对于大多数退行性变引起的颈椎病,其发生的部位位于中下颈椎,也就是从颈 3 至胸 1。

前路手术最为常见的就是椎间盘切除+椎体间植骨内固定术,这是颈椎病最为常见的手术方法,即从前面把椎间盘切除。由于椎间盘是椎体间的垫圈,所以切除后要重建,现在最多用的是用融合器或加用钢板重新对颈椎进行固定融合。如果要切除椎体组织(有时候韧带钙化严重,但从椎间隙切除无法彻底减压),就要做颈椎椎体次全切(也就是大部分切除)+植骨内固定。由于切除后,缺损的范围很大,往往要使用钛网填充骨头后进行植骨,再加用钢板。

后方手术通常是把椎管打开进行减压的手术。较为主流的手术方式包括了单开门、双开门及全椎板切除椎管成形术。这些手术后也往往需要用不同的器械进行固定。

所有这些手术方式都是根据具体的疾病情况、患者情况以及手术目的和需要、医师的经验、能力综合决定的,而非单一一种手术可以解决所有的问题。

▶ 77. 有哪些颈椎病微创手术治疗方法

大部分颈椎前路的手术，其实就是天然的微创手术。因为前路手术切开皮肤后是从肌肉间隙到达手术区域，对组织的损伤很小，就是微创。当然，除常规手术外，颈椎病微创手术治疗方案还有显微镜下颈椎前路椎间盘切除及椎间孔切开减压术、显微镜下颈椎后路椎间孔切开或椎板切除神经根减压术、颈椎间孔镜下后路椎间孔切开髓核摘除术等。目前这些手术正逐渐开展，随着器械的发展和手术技术的进步，还有更多的手术方式正在研究中。

▶ 78. 为什么颈椎手术有的从前方做，有的从后方做

颈椎病手术主要的目的是解除神经的压迫，如果能够直接将压迫在神经上的组织去除，比如椎间盘组织，就会从前方手术，因为椎间盘在脊髓的前方。如果压迫来自后方，比如后方的韧带钙化或椎管狭窄时，就可能需要从脖子后方进行手术。另外有些情况，虽然压迫在前方，但由于节段太多，比如连续 3 个及以上椎间盘的突出，如果颈椎曲度没有变直，从后方手术间接减压椎管同样可以实现缓解症状的目的。还有一种情况，就是压迫太严重，直接从前方手术太过危险，可能需要同时从后路和前路进行手术减压。当然，具体的手术方式，需要根据疾病的具体情况、患者的一般状况以及医师对手术技术的掌握、手术环境、手术条件等综合考虑而决定。

▶ 79. 哪些患者适合做颈椎前路手术，哪些适合做后路手术

一般来说，如果脊髓压迫来自前方，医生会尽量选择前路的手术，因为这样可以直接把病因彻底去除。比如椎间盘突出、局限性后纵韧带骨化（钙化块没有超过椎管 50％）以及颈椎不稳等患者。那么，哪些患者适合做后路手术呢？

通常黄韧带钙化造成椎管狭窄，由于压迫在后方，会选择后路手术。还有一些患者虽然压迫来自前方，但前路手术非常困难。比如，颈椎病合并长节段

后纵韧带骨化症,骨块对脊髓压迫严重,有些甚至超过椎管的一半,这些患者如果直接从前方去除压迫,可能对脊髓造成挤压伤。还有一些患者病变节段太多(一般超过 4 个间隙),前路手术对气管、颈部软组织造成过度牵拉,钢板过长放置困难,颈椎长起来的概率也降低,这时候一般医生会选择后路手术。但这也不是绝对的,有些经验丰富的医生依然采用前路手术,也能取得很好的效果。

▶ 80. 什么是人工椎间盘,有使用年限吗

为了恢复手术节段的活动度和减慢邻近手术节段椎间盘退变的速度,科学家们开发了人工椎间盘,用来替换退变的、压迫神经的椎间盘组织。经过四五十年的发展,人工椎间盘已经变得安全、可靠,对颈椎术后活动度的恢复有一定的作用,而对于减慢邻近椎间盘退变的作用目前仍有待考证。在体外脊柱模型中,人工椎间盘甚至可以达到 40 年的使用年限。

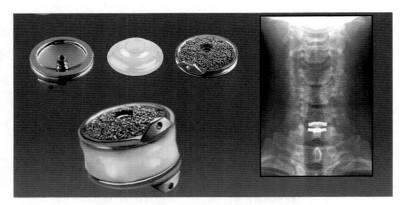

人工椎间盘

▶ 81. 什么是椎间融和器

椎间融合器是在脊柱融合术中放置在切除的颈椎间盘的位置,用来促进植骨融合的装置。由于颈椎间盘切除后,颈椎间盘切除部位造成缺损、椎间孔

易于狭窄、颈椎椎间隙高度及生理曲度丢失、颈椎相邻节段不稳、植骨块容易移位,因此在颈椎间盘切除的手术中需要放置椎间融合器。

▶ 82. 为什么同样前路手术有些患者要放钢板,有些则不用

当出现椎间隙内放置自体骨块、普通的椎间融合器、椎体次全切等情况时,被放入椎间隙或椎体填补缺损的骨组织,这些填充物在上下颈椎椎体之间缺乏足够的固定,这种情况下填充的椎间融合器、自体骨骨块、钛网、钛笼等会产生移动,移动后的这些物质会压迫脊髓或者损伤其他周围的结构,因此,使用钢板可以使这些填充物获得足够强度的固定。但也有一些融合器带有自锁定的装置,可以牢固地固定相邻椎体,则不需要使用钢板。

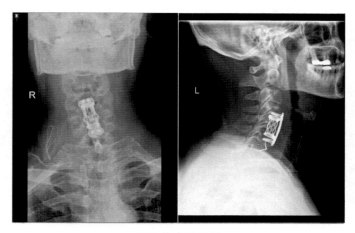

植入体内的钢板

放置在体内的植入物包括钢板、融合器等不需要取出。除非出现植入物相关的感染、松动及移位等并发症,植入物将永久留在体内,不会引起排异、异物反应等不良事件。

▶ 83. 手术时要从患者自己身上取骨头吗

当实施颈椎前方椎间盘切除后,会留下空腔,这时需要植入钛网或融合

器。这些植入物是中空的,需要植入骨组织才能使相邻椎体长在一起,达到融合的目的。以前医生多在髂骨的特定部位(髂前上棘)取少量骨组织进行填充。虽然使用自体骨的最大好处是容易愈合且不会产生排斥反应,但会造成患者取骨部位的疼痛,患者也要多挨一刀。目前临床上也有一些其他的填充物,如同种异体骨、人工骨等,其中一些还包含了骨形成发生蛋白或骨生长诱导因子,同样能很好地促进骨的融合,已经被大多数医生和患者接受。

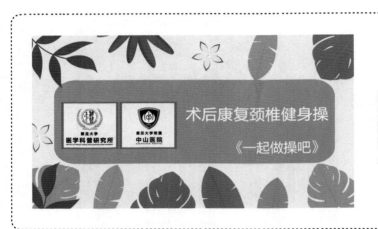

扫码观看视频

手术后的护理不可马虎

▶ **84.** **手术后患者要注意哪些情况**

（1）术后早期患者需要卧床，待起来活动后要预防意外伤害，如摔倒等。要努力咳痰，痰液积聚会造成坠积性肺炎，严重者甚至可能发生窒息，医生一般会使用雾化吸入等手段稀释痰液。所以，家属要定时给患者翻身、拍背，患者自己努力咳痰非常重要。另外，还要观察患者吞咽进食情况，随着术后炎症水肿消退，患者的吞咽情况会逐步改善，给予患者的饮食可以从流质逐步向正常饮食过渡，特别需要注意防止消化道烫伤或腹泻的发生。

（2）伤口及伤口引流的护理：颈椎前、后路手术需置引流管，应当保持引流管清洁，避免逆行感染。手术后应观察敷料渗血情况，定期换药观察伤口情况。要注意引流物的量与色，若 24 小时引流量超过 200 毫升，且为新鲜血液颜色，提示有活动性出血；手术后伤口引流量 24 小时多达 200 毫升以上，而且颜色淡，或者见到伤口敷料有淡黄或淡红色渗液，提示有脑脊液漏，应向医生报告，及时处理。术后 24 小时，前路引流量少于 10 毫升，后路引流量少于 50 毫升，且颜色淡者，可拔除引流管。术后 36 小时，如无异常状况，可拔除引流管。前路手术后 5 天，后路手术后 7～10 天，创口愈合良好者可拆线，若伤口愈合不良，应适当延长拆线时间或采用间断拆线方法。

▶ 85. 手术后 48 小时内医生会观察什么

颈椎手术通常是全身麻醉,手术后除了全麻常规要观察患者的生命体征(血压、心率、呼吸、体温及血氧饱和度等),医生还要观察脊髓的功能,比如四肢的感觉和活动情况。还有肌肉的张力,正常的生理反射是否还存在,是不是出现病理反射。颈椎手术后 48 小时内,由于手术时喉部被牵拉后气管插管刺激可能发生水肿,轻者造成喉部不适,重者可能造成呼吸困难。另外,由于颈部空间狭小,如果伤口形成血肿就会压迫气管,导致呼吸困难,严重会造成窒息,所以呼吸是最需要观察的情况。另外,颈部有两根细小的神经,其中喉返神经控制声带的活动,喉上神经控制吞咽动作,所以术后医生会让患者说话,看发声是不是嘶哑,也会让患者喝水,观察是否有呛咳。当然,有一部患者声音嘶哑可能是气管插管刺激后所致,不要过度紧张,就算喉返神经牵拉后受伤造成的声音嘶哑大多也能够恢复。同样,呛咳的患者在 1 周后通常能够自行恢复。

▶ 86. 手术后为什么要放置伤口引流管,什么时候能拔掉

任何有出血或者出血倾向的伤口,医生都会放置引流管,目的很简单,就是排出伤口内的积血。因为伤口积血容易造成感染。在颈椎手术,还有一些特殊的原因。由于颈部空间狭小,如果积血可能压迫气管,造成急性呼吸困难,甚至窒息和死亡;同时由于伤口和脊髓相通,积血块可能压迫脊髓造成神经损伤,严重者致瘫痪。所以颈椎术后的伤口引流尤为重要。引流管的拔除一般看引流量的多少,前路手术通常在 24 小时引流量 10 毫升以下时可拔除,大多术后 48 小时拔除,一般不超过 3 天。后路手术引流量 24 小时少于 50 毫升时可拔除,一般多 48～72 小时时拔除。

▶ 87. 术后为什么可能发生脑脊液漏,危险吗

脑脊液是在各脑室、蛛网膜下腔及脊髓中央管内流动的无色透明液体,被

包裹在硬脑膜中，它为中枢神经的细胞提供一定的营养，并运送代谢产物。如果硬膜破裂，它就会流到椎管外面、皮下，甚至流到伤口外，称为脑脊液漏。例如，切除硬膜内肿瘤需要打开硬膜，即便修补后，脑脊液也有可能从破口或缝合针眼流出，形成脑脊液漏。一般术后观察到伤口引流管内吸出大量淡红色的稀薄液体，就需要考虑脑脊液漏的可能性了。对颈椎病的患者不会常规切开硬膜，但如果有瘢痕或韧带与硬膜粘连严重，分离时就可能发生硬膜破裂，从而造成脑脊液漏。持续的脑脊液漏会导致头痛，也会增加神经系统感染的风险。但也无须过分担心，大部分患者并没有严重症状，有些患者可能需要特殊体位，比如俯卧位，一般需要 2 周左右，等硬膜破口愈合了，脑脊液漏也就自然痊愈了。

▶ 88. 家属如何协助护理颈椎病术后的患者

（1）手术后应该由医生及经验丰富的护理人员协助将患者搬送到病床上，在搬送全过程中，要专人托扶患者头颅，以使颈椎处于自然中立位，切忌扭转、过伸或过屈。有石膏床的患者，应让患者睡在石膏床上，搬运石膏床。有颅骨牵引者，应当扶持牵引器，维持住颈椎位置后搬运。

（2）患者送回病房后病情容易有变化，医护人员会密切观察血压、脉搏和呼吸。一般来说，每 30 分钟测量 1 次血压，直至病情平稳才改为每 4 小时 1 次。重病患者会使用心电监护检测。由于医护人员不会时刻待在患者身旁，家属在医护人员离开期间需协助观察病情，若有病情变化，随时与医务人员联系，确保患者安全。

（3）手术后患者由于疼痛和紧张，有些患者会有焦虑情绪。家属陪伴时要注意安慰患者，千万不要自己过度紧张，加重患者的紧张情绪，并鼓励患者按照医生的要求进行喝水、咳嗽，以及肢体的活动和锻炼。患者手术后可能有咽喉部不适，有些患者可能吃东西时有不适或呛咳，要少量多次给患者进软食。

（4）为预防肺部感染要鼓励患者咳嗽和深呼吸。指导患者做深呼吸及咳痰，及时清除肺内分泌物，给予患者多翻身、拍背，尽量让患者自己咳嗽、咳痰。

89. 颈椎手术后一般在医院要住几天

单纯颈椎前路手术在患者恢复顺利的情况下，一般 3～5 天即可出院。单纯后路手术或前后路联合手术创伤较大，术后恢复也略慢，一般术后 5～10 天出院。

90. 颈椎病患者术后何时复查

建议患者在术后第一年，每 3 个月至门诊随访；术后第二年，每半年一次随访；第三年起每年一次随访。尽量在手术医生处。有些患者没什么不舒服就不来随访，其实这是不对的。有些并发症，比如因骨质疏松造成内固定松动等，通过治疗可以预防，如果等到内固定彻底松了就可能需要再次手术。

91. 颈椎病术后患者如何进行锻炼

通过以下简单而易操作的方法，可以达到锻炼颈背部肌肉的目的。

（1）立姿，用全力收缩两肩，重复 5～10 次。

（2）用手提供阻力，双手抵住前额，颈部向前弯；双手抱头，颈部向后弯；右手抵住头部右侧，颈部向右弯。左侧相同。效果更好的方法是用一条毛巾，对折，套在头上，用手抓住折合的两端，颈部分别向前后左右四个方向弯曲，同时用手拉着毛巾向相反方向提供阻力。

（3）用一个放掉一半气的足球锻炼。以向前的方向为例，把球置于额头和墙之间，双手扶墙，颈部用力，头部向前顶，压缩足球，然后稍松，再用力，如此反复。其他方向同理。

（4）负重颈屈伸：头戴挂有重物的专用锻炼帽，两脚开立同肩宽，上体略前倾，背不能驼，两手按膝。头向前屈，然后用颈肌的力量，使头部上抬后仰，至不能再仰为止；稍停，然后用颈肌控制住重物，头部慢慢地回至前屈位置，颈肌放松,然后重做。做动作时,上体要保持不动,只靠颈部屈伸。头部上抬时吸气,前屈时呼气。

(5)仰卧颈屈伸:仰卧于长凳子上,头部伸出凳端,颈肌放松,使头部尽量下垂。然后用颈部肌肉的收缩力使头部抬起,下颌紧贴前胸,稍停,头部再慢慢地后倒,放松颈部肌肉。然后重做。做动作时,背部不应离开凳面,完全靠颈部肌肉的收缩力来完成头部的上抬和下垂,动作应缓慢、平稳。头部上抬时吸气,下垂时呼气。

(6)坚持游泳:也能使颈部肌肉发达变粗,对颈椎病康复有很好的效果。

▶ 92. 手术后患者饮食需要注意什么

以往认为术后要禁食 6 小时,现在提倡术后清醒情况下即可进食,但开始时以少量、流质为主。如果出现呛咳,停止禁食。如果患者术后存在恶心、呕吐等情况,则推迟进食的时间,这样可以避免吃进去的食物反流入气管,造成窒息。在手术医生允许的情况下,进食尽量在半卧位或坐位进行,防止食物误吸入气道。术后早期应尽量食用易于吞咽的食物,如半流质、软食等。待排气后正常进食,应避免饮用牛奶、豆浆,因为会产生腹胀。

▶ 93. 手术后要戴颈围吗,要戴多久

颈椎手术后一般需戴 2～3 个月的颈围领。颈部支具在起床后戴上,卧床休息时取下。佩戴颈围领和颈托与卧床休息相结合,可以代替部分卧床休息的作用,适合于某些不能坚持卧床的患者,佩戴颈围领时,仍可以读书、看报等,同时使颈部仍可处于休息状态。

▶ 94. 怎样评估颈椎病手术后的效果

医生会使用一些量化的表格,对颈椎病患者进行病情严重度和手术的效果进行评估。常用的评估量表包括 SF - 36 健康调查简表、日本骨科学会

(JOA)评分、脊髓损伤 Frankel 分级、VAS 视觉模拟疼痛评分法、Oswestry 功能障碍指数问卷表、ASIA 损伤分级。下面简单介绍 VAS 视觉模拟疼痛评分法和日本骨科学会(JOA)评分。

(1) VAS 视觉模拟疼痛评分法

采用一条长 10 厘米的线段，左端为 0，代表一点不痛；右端为 10，代表最严重的疼痛。患者根据个人疼痛程度在直线上以 1 为单位标出所对应的数字。换句话说，假如最痛是 10 分，则完全不痛是 0 分。举例说，某位患者术前的疼痛程度是 9 分，术后的疼痛程度是 3 分，从疼痛改善方面来说，手术使疼痛减少了 6 分。

(2) 日本骨科学会(JOA)评分

颈椎 JOA 评分

1. 运动(8分)			评　分
	A. 上肢运动功能(4分)		
		自己不能持筷或勺进餐； 能持勺，但不能持筷； 虽手不灵活，但能持筷； 能持筷及一般家务劳动，但手笨拙； 正常。	0 1 2 3 4
	B. 下肢运动功能(4分)		
		不能行走； 即使在平地行走也需用支持物； 在平地行走可不用支持物，但上楼时需用； 平地或上楼行走不用支持物，但下肢不灵活； 正常。	0 1 2 3 4
2. 感觉(6分)			
	A. 上肢(2分)		
		有明显感觉障碍； 有轻度感觉障碍或麻木； 正常。	0 1 2

<table>
<tr><td colspan="4" align="center">颈椎 JOA 评分</td></tr>
<tr><td colspan="2">B. 下肢(2分)</td><td></td><td></td></tr>
<tr><td></td><td>有明显感觉障碍；
有轻度感觉障碍或麻木；
正常。</td><td>0
1
2</td><td></td></tr>
<tr><td colspan="2">C. 躯干(2分)</td><td></td><td></td></tr>
<tr><td></td><td>有明显感觉障碍；
有轻度感觉障碍或麻木；
正常。</td><td>0
1
2</td><td></td></tr>
<tr><td colspan="2">3. 膀胱功能(3分)</td><td></td><td></td></tr>
<tr><td></td><td>尿潴留；
高度排尿困难，尿费力，尿失禁或淋漓；
轻度排尿困难，尿频，尿踌躇；
正常。</td><td>0
1
2
3</td><td></td></tr>
<tr><td colspan="2">总分</td><td></td><td></td></tr>
</table>

说明：
术后改善率＝[（术后评分－术前评分)/(17－术前评分)]×100%
改善率还可对应于通常采用的疗效判定标准：改善率为100%时为治愈，改善率大于60%为显效，25%～60%为有效，小于25%为无效。

95. 颈椎手术后吞咽困难、喝水呛咳要紧吗，多久能恢复

颈椎手术后由于术中气管插管的刺激，颈部的手术牵拉，容易造成咽喉部水肿，另外颈椎前路手术时可能造成喉上神经牵拉，严重时甚至损伤该神经，会导致术后出现吞咽困难及喝水呛咳。对于前两种情况，一般术后48～72小时，水肿消退后自然恢复吞咽功能；如果喉上神经受伤，也无需担心，大多患者约1周的时间就能恢复吞咽功能，当然也与很少部分患者会需要更长时间恢复，通常3个月。

96. 颈椎手术后会说不出话吗

颈部手术的刺激和气管插管刺激同样可能导致术后说话困难，一般很快

就能恢复。颈椎前路手术牵拉食管及气管也可能引起喉返神经的损伤,会导致声带麻痹,可能造成声音嘶哑,但无法发声非常罕见。喉返神经损伤造成声音嘶哑的发生率在 1% 左右,且多数是由手术中牵拉引起的,在术后 1~3 个月的时间内可以逐渐恢复,如果手术中切断或者毁损了该神经,恢复发声将非常困难,当然,这种情况在有经验的脊柱外科医生手术中非常罕见。

▶ 97. 颈椎病手术后留有金属内固定,可以做磁共振检查吗

老百姓往往听说体内有金属就不能做 MRI(磁共振),其实不然。最早的不锈钢金属内固定物,在做磁共振的过程中会产生运动和移位、产生伪影、产生电流和发热以及造成内固定物的功能紊乱。现代内固定物的合理设计,已经大大增强了内固定物的稳定性,在检查的时候发生内固定物松动和移位的可能性非常小。同时,脊柱的内固定物都是钛合金材料,并没有磁性,不会发生移位,也不会发热。当然,如果在比较先进的 MRI 机器上检查,能减少金属材料的伪影。所以,颈椎手术中放置钛合金材料金属内植物的患者,手术后完全可以做 MRI 检查,无需担心。

不过,如果颈椎术后体内的植入物是金属材料,过机场安检时可能会被探测到,患者可以携带出院小结或术后的 X 线片通过安检。

▶ 98. 颈椎前路手术可能会产生哪些并发症

颈椎手术虽然是高危手术,但实际上目前手术技术已经非常成熟,并发症发生率极低。具体说,颈椎前路手术有以下一些可能发生的并发症:前路手术时由于要将气管、食管向一侧牵拉,加上气管插管的刺激,手术后可能造成喉部水肿,从而喉部不适。一般水肿在术后 48 小时左右达到高峰,之后便会逐渐消退,症状也会逐渐减轻、消失。如果颈部的一些细小神经如喉上神经、喉返神经等受牵拉严重,可能造成术后喝水呛咳、吞咽困难或者声音嘶哑等。

另外一些并发症,比如血管损伤、食道漏等发生机会微乎其微。当然,手

术后脊髓损伤症状也有可能会加重，尤其是一些脊髓压迫很严重的患者。理论上，压迫越严重，手术难度也就越大，所以颈椎病不要拖到非常严重再进行手术。

▶ 99. 颈椎后路手术可能会产生哪些并发症

颈椎后路手术除了常规手术风险外，最为常见的并发症是颈 5 神经根麻痹。神经减压后会使脊髓带动相应的神经根向后漂移，产生颈 5 神经根麻痹。另外，还有脊髓缺血再灌注损伤、脑脊液漏等并发症。远期并发症包括内固定松动、植骨融合失败、鹅颈畸形等，这些并发症主要是和颈椎不融合有关。

▶ 100. 什么是术后颈 5 神经根麻痹，能恢复吗

颈椎后路减压手术时将椎管扩大，脊髓就会向后推移，从而对旁边发出的神经根造成牵拉。从而造成新的上肢功能障碍，如三角肌和/或肱二头肌表现出轻度的肌无力，同时也可合并神经根支配区皮肤感觉障碍或疼痛，称之为"颈 5 神经根麻痹"。绝大多数的患者 3 个月左右疼痛减轻或消失，肌力减退在术后 1～2 年内大都能恢复，术后进行高压氧的治疗可以加快恢复过程，同时适当地应用消炎镇痛药物、激素类药物可以适当缓解症状。目前对于这方面的研究包括了手术技术的改进、手术中的神经监测、术前 MRI 的评估等。

▶ 101. 颈椎术后手指麻木能缓解吗

麻木是神经受伤的表现，手术只能对神经减压，并不能直接修复损伤的神经。所以颈椎术后手指麻木的症状并不一定能完全缓解。当然，大多数患者症状通过神经营养治疗还是能逐渐缓解。另外，还有一些其他疾病因素（如合并糖尿病、脑梗死等）也和手指麻木有关。

▶ 102. 颈椎手术后神经恢复的过程一般要多久

神经根型颈椎病患者在手术后肢体疼痛的症状一般在术后早期就能得到明显缓解,而麻木则需要较长时间恢复,一般要 3 个月时间,也有些患者甚至不能恢复。肢体无力情况的改善则较为缓慢,需要 3 个月以上的时间恢复,随着时间的延长,力量恢复的速度会越来越慢,最多至术后 2 年,恢复过程就会停止。少数患者在术前表现出肌萎缩的症状,这种情况下,术后肌萎缩的状况很难改变,甚至出现加重,通过积极的康复锻炼,则可以避免更严重的情况出现。

脊髓型颈椎病患者在手术中或手术后数日内可感觉到肢体轻松,且肢体的力量较术前有力;疼痛和麻木症状也有不同程度的缓解,有些患者症状缓解明显。在手术后 4、5 天起,部分患者的神经症状又可能有所加重。这是手术减压时,颈部脊髓不可避免地受到或多或少的扰动,引起颈部脊髓的继发性水肿,一般持续时间为数周,这以后症状又可以再逐渐改善。3～6 个月以后,症状改善的速度再逐渐减慢。手术后 2 年左右,症状一般不再改善而成稳定状态。由此可见,脊髓型颈椎病患者手术后病情的恢复有一个反复的过程。

▶ 103. 颈椎手术后为何小部分患者可能出现短期症状加重

术后神经损伤症状短期加重最常见的原因是缺血再灌注。手术的目的是对脊髓进行减压,但有时当受压迫的脊髓减压后很快膨起,血液过快恢复灌注,可能会导致过量的自由基进入,破坏正常的组织及细胞,反而导致神经症状加重。就像久旱的稻田突然过多、过快地注水,就会有部分的稻子反而烂掉。当然,缺血再灌注损伤通常不会造成完全瘫痪,经过适当处理后,大部分患者还是能够恢复。另外一个原因是脊髓由于牵拉或受到干扰产生不同程度的水肿,从而造成术后神经症状加重,这些症状通常在 3～6 周能逐渐恢复。

脊柱微创手术

陈子贤

复旦大学附属中山医院骨科

扫码观看视频

第七讲

保健康复
我的颈椎我做主

衣食住行中对抗颈椎病

▶ 104. 是否有办法自我诊断颈椎病

颈椎病的症状多种多样,一般人很难辨别,容易与其他疾病混淆。通过下面几种自我测试方法可以大致判断是否患有颈椎病。当然,明确颈椎病还是需要到正规医院请骨科医生诊断。

(1)出现下列情况时要怀疑患有颈椎病的可能。

如果觉得颈后部疼痛的同时,还有上肢(包括上臂、前臂或手部)放射性疼痛,伴有麻木或者无疼痛仅有麻木,则患有神经根型颈椎病的可能大。

如果有颈后部疼痛,同时出现上肢和/或下肢无力和肢体疼痛感,要当心脊髓型颈椎病可能,也有可能伴有颈椎椎管狭窄。

如果低头时,突然感到全身麻木或"过电"样的感觉,则大多为脊髓型颈椎病,并可能伴有严重颈椎椎管狭窄症。

(2)以下症状提示可能患有某种类型颈椎病,但明确诊断还需要到正规医院做进一步检查。

可能是神经根型颈椎病的症状:① 不明原因的上肢麻木,尤其是指尖明显者。② 手指有放射性疼痛者。

可能是脊髓型颈椎病的症状:① 胸部或腹部有束带感,即好像身上被布带缠绕一样。② 走路时突然下肢无力跪下,或是在硬地上行走而感觉脚像踩在棉花上一样。③ 手中持物容易掉落。

（3）计分法评定颈椎病：如果你的实际情况与以下 13 条中任一条不相符,得 5 分,相符得 0 分。将得分累加。总分 60～70 分,非常健康;总分 50～60 分,健康;总分 40～50 分,基本健康;总分 30～40 分,亚健康;总分 30 分以下,你就是可能患颈椎病的高危人群。

这 13 条是：① 日常生活和工作中,每天低头的时间超过 3 个小时;② 工作性质要求长时间固定于一种姿势;③ 烟瘾很重;④ 经常喝酒,而且达到酗酒的程度;⑤ 睡觉时喜欢用高枕头;⑥ 因工作关系总是呈高度紧张状态;⑦ 在体力上透支,到下班时总是有疲劳感;⑧ 性生活频繁;⑨ 由于各种原因脊椎曾经受过伤,尤其是颈椎曾受过伤;⑩ 经常熬夜,生活极不规律;⑪ 经常"落枕",偶尔感到颈项部有僵硬感;⑫ 经常在空气污浊的环境里工作或生活,甚至工作和生活的环境均空气不好;⑬ 经常扛重物,需要进行重体力劳动。

▶ 105. 什么样的枕头有利于颈椎保健

正常颈椎的有一个向前的生理弧度,维持该弧度即保证了颈椎外在的肌肉平衡,又保持了椎管内的生理解剖状态。因此只有在睡觉时能够保持颈椎正常生理弧度的枕头才有利于颈椎保健,否则只会损伤颈椎,尤其是患有颈椎病患者的颈椎更易受损。最佳的枕头应该是能支撑颈椎的生理弧度,并能保持颈椎的平直,所以枕头的设计、枕芯的选择和枕头高度等都很有讲究。

（1）枕头的长度：一般来说枕头长 40～60 厘米即可,以确保睡眠体位变化时,始终能支撑颈椎。

（2）枕头的高度：一般当人仰卧时,枕头高度与本人的拳头宽度相等;而侧卧时,枕头的高度应和一侧肩膀等宽,使头部不会偏向一侧。枕头过高、过低均不合适,尤其要避免枕头过高使颈椎向后反曲,高枕并不无忧。由于每个人的体型差异,枕头的高度要因人而异。有个公式可以用来计算合理的高度：枕高＝（肩宽－头宽）/2。

（3）枕头的外形设计：目前常用的保健枕主要有两种外形,圆柱形和哑铃形。圆柱形的枕头设计及制作都很简单。哑铃状的枕头,中间的圆面能与颈后部的外形相吻合,两边的突起可有效地防止头颈歪斜。两种形状的枕头各有利弊。圆柱形的枕头能有效地发挥对颈椎的牵引作用,但舒适度欠佳;哑铃状枕头很舒适,但牵引的力量不足。所以应根据不同病情选择使用合适的枕头。若在短期内需较大力量牵引时,可选择圆柱形枕头;若病情很轻微,需长时间轻微的牵引力时,可选择哑铃形枕头。

(4)枕芯:枕芯内容物选择应该有利于枕头符合颈椎生理曲度这个基本要求。让我们来比较一下几种枕芯的优缺点:蒲绒枕芯质地柔软,透气性好,可随时调节高低;绿豆壳枕芯通气性好,而且清凉解暑,如果加上适量的茶叶或薄荷则更好,适用于夏天;荞麦皮枕芯价廉,透气性好,可随时调节枕头的高低;鸭毛枕芯舒适度可,但价格偏贵。

总之,枕芯要有一定的弹性和透气性。如果在枕芯内放置一定的药物或磁片,可发挥药物及磁疗的协同作用。目前一种由胶状高分子材料制成的记忆枕逐渐流行,它可以随着头颈位置改变而发生形变,随时保持与头颈部的外形紧密结合,维持颈部的正常弧度,值得推广。

▶ 106. 颈椎病患者如何选择床铺

床铺的种类多种多样,各有特点,颈椎病患者应该选择有利于病情恢复又不影响睡眠的舒适床铺,适合的床铺主要有以下几种。

(1)硬板床(木板床):可维持脊柱的平衡状态,适合颈椎病和腰椎间盘突出症等脊柱患者使用。缺点是质地太硬,可铺上松软合适的被褥以提高舒适度。

(2)席梦思床垫:可以随着脊柱的生理曲线变化起调节作用,特别是根据人体各部位负荷的不同和人体曲线的特点,选用多种规格和弹性的弹簧合理排列制作的席梦思床垫,可起到维持人体生理曲线的作用,比较适合颈椎病患者。

(3)棕绷床:新的棕绷床富有弹性,柔软透气,适合颈椎病患者使用。但随着使用时间延长,棕绳会逐渐松弛导致弹性减弱,造成床垫中央凹陷增加,头颈部的体位相对升高,导致颈部肌肉韧带失衡,影响颈椎的生理弧度。因此需定期绷紧棕绳或重新更换棕绳,以保持棕绳有足够的弹性。

（4）火炕：在我国北方地区农村比较多见。炕烧热后,不仅可以抗寒防冷,而且对人体起到理疗的作用(许多理疗本质上都是热疗),对颈椎病和其他一些骨关节疼痛有一定的缓解作用。

（5）其他各种类型的床：水床、气垫床和沙床等的设计原理是在床垫内通过水、气体和沙等的流动而不断调整患者躯体负重点的方法,使人体各部符合生物力学要求,保持脊柱平衡,尤其是维持颈、腰椎的正常生理曲线。但价格极其昂贵,难以推广。

▶ 107. 颈椎病患者的饮食应如何选择

好的饮食结构和习惯有利于保持身体健康。颈椎病患者饮食应该主副食合理搭配,不挑食、偏食,多食高纤维、易消化、营养丰富的食物,忌生冷寒凉、荤腥油腻之品,切忌暴饮暴食,需禁烟酒刺激。合理的饮食有利于颈椎病患者的康复。

具体来说,由于颈椎病患者大都有椎体骨质增生和骨质疏松等,所以应以富含钙、蛋白质和各种维生素(B族维生素、维生素 C、维生素 D 和维生素 E)的饮食为主。其中钙是骨骼的主要成分,饮食中要多补充食物钙(牛奶、鱼、猪尾骨、黄豆、黑豆等含钙量丰富)。蛋白质也是形成韧带、骨骼、肌肉所不可缺少的营养要素。B族维生素、维生素 E 则可缓解疼痛,解除疲劳。

椎动脉型颈椎病患者可因伴有高血脂、动脉粥样硬化而加重病情。因此,饮食还应特别注意多吃高粱、玉米、甘薯等粗粮和瓜果、瘦肉。蔬菜可选择白菜、萝卜、芹菜、雪里蕻、油菜、甘蓝和豆角等,这些蔬菜富含粗纤维,对椎动脉型颈椎病患者有利。

从中医食疗的理论而言,颈椎病属湿热阻滞经络者,可多吃些葛根、苦瓜、丝瓜等清热解毒通络的果菜;属寒湿阻滞经络者,应多吃些狗肉、羊肉等温经散寒之食物;属血虚气滞者,应多进食鸡肉、鲤鱼、黑豆等食物。

▶ 108. 怎样的睡姿适合颈椎病患者

理想的睡眠体位在仰卧时应该使头颈保持自然仰伸位,胸部和腰部处于自然弯曲的状态,双髋及双膝呈屈曲状。这种体位可使全身肌肉、韧带及关节获得最大限度的放松与休息。侧卧时头颈部及双下肢仍应保持此种姿势。俯卧位,无论从生物力学,或从保持呼吸道通畅的角度来看,都是不科学的,应该加以矫正(如图)。

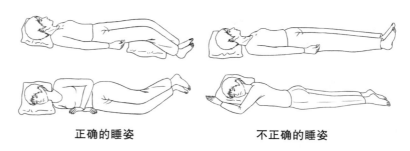

正确的睡姿　　　　　　　　不正确的睡姿

▶ 109. 哪些不良生活习惯可能导致颈椎病

颈椎病的预防要从日常工作和生活中做起,有许多不良生活习惯可能导致颈椎病的发生,下面来一一描述。

(1)睡高枕,或躺在沙发上头倚着扶手休息,这会使颈椎过度前屈,拉紧颈髓硬膜囊后方而对脊髓造成压迫,同时增加了椎间盘的压力,引起椎体的退变。

(2)无枕也不好,会使颈椎后方的黄韧带向椎管内凹陷,压迫刺激脊髓,特别是椎管前后径狭窄者更易发生。

(3)长时间半卧位看书、看电视,会使颈椎过度前屈。

(4)颈部不注意保暖(吹空调或电风扇的凉风,天气变冷时不注意加衣服等),将会引起颈部肌肉痉挛和神经水肿,从而导致颈椎病引起颈椎病复发。尤其在睡眠休息的时候,人体抗风寒能力下降,更易诱发颈椎病。

（5）打电话时头偏向一侧，用肩膀夹住电话。

（6）长时间低头工作，颈椎前屈，椎间盘压力随时间延长而骤然升高，一旦超过本身代偿限制必然产生髓核后移甚至后凸。

（7）趴在桌子上打瞌睡，会压迫面部和双臂，影响血液循环和神经传导，使颈椎长时间地侧偏及过度前曲，造成颈部劳损。

总之，预防颈椎病要从平时生活工作中的细节做起，尽量避免长时间低头动作，注意颈椎保暖。

▶ 110. 什么样才是正确坐姿

现在很多上班族需要长时间坐在椅子上工作，回家后玩电脑也离不开椅子，因此让自己保持一个正确的坐姿非常重要。应当选择一把有靠背和扶手的椅子，坐的时候两前臂保持平行，膝、踝关节均成 90 度角（大、小腿之间成 90 度角，小腿和足部之间也成 90 度角），背的下部垫上一个柔软的靠垫。

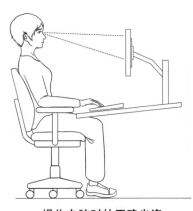

操作电脑时的正确坐姿

操作电脑时正确的坐姿很重要。若不注意良好姿势的保持，久而久之，易诱发颈椎病。要尽可能保持自然的端坐位，保持头、颈、胸的正常生理曲线，不要歪歪扭扭。对于颈椎来说，良好的姿势应当是保持颈部平直，即收颔（俗称下巴），头顶部稍后移。双臀部要充分接触椅面，不要只是一侧臀部着力。头部不要偏向一侧操作电脑。前倾的姿势会使头部对颈椎的负担最大，因此应尽量采用微微向后倾，靠在座椅靠背上的姿势进行工作，其间可穿插采用坐直的姿势，但不可采用向前倾的姿势进行工作。

学生听讲课时身体要坐正，头稍向后倾，这样的坐姿可以减轻颈肩部肌肉和韧带的张力。读书、书写位置也要正确，长时间斜读斜写，可使颈部肌肉、韧带、椎间盘慢性劳损，诱发颈椎病。最佳的伏案学习姿势是保持颈部正直，微微地前倾，不要扭转、倾斜。

▶ 111. 为什么游泳有益于颈椎健康

游泳是一种深受广大人民群众喜爱的运动,游泳锻炼特别是蛙泳有利于缓解颈椎不适和恢复颈椎健康,是颈椎的最佳运动方式。

(1)游泳锻炼是克服水的阻力而不是克服重力,水中的浮力使颈椎完全放松,不会对颈椎间盘造成任何损伤,不需要承受其他的压力。

(2)游泳锻炼是上肢、颈项部、肩背部、腹部和下肢的肌肉全面参与的运动,使身体各个部位都能得到锻炼,还能保持关节灵活、强化肌肉力量。蛙泳进行呼气和吸气时更需要头颈部做低头和仰起的动作,全面活动颈椎各关节,可有效修复颈部的劳损肌肉和韧带。

(3)在水中划行时,水对人体产生的摩擦力及水对人体产生的压力,可对全身肌肉起到良好的按摩作用,促进皮肤及肌肉的血液循环,增强细胞的代谢。

要注意的是游泳时水不能太冷,否则颈部受寒冷刺激反而会加重颈椎病的症状。

▶ 112. 如何预防驾车时引起的颈椎外伤

驾车时如果急刹车或发生车祸,易发生颈椎的剧烈运动或撞击,导致不同程度的颈椎外伤。轻者引起颈椎软组织损伤,重者出现脊髓神经损伤,甚至高位截瘫,危及生命,尤其是本来就有颈椎病变者(如颈椎间盘突出、颈椎管狭窄等)。因此,驾车时的颈椎保护,需要引起重视。为了预防驾车时引起的颈椎外伤,大家可从以下几方面着手。

(1)系好安全带:安全带可防止或降低刹车时由于惯性作用使人体产生向前冲力所造成的损伤,有明显吸收冲撞力的作用。对颈椎来说,系好安全带可以大幅度地降低颈椎损伤的可能性,从而可以有效地预防颈椎病。系安全带时要注意松紧合适,过紧不仅不舒服,还可能引起腹部损伤,过松则起不到安全带应有的作用。

（2）避免长时间驾驶：最多2个小时需要休息一下，或和同伴轮流驾驶。司机开车时，长时间一个姿势，而且眼睛盯着前方看，颈椎呈挺直的姿势，很容易导致颈部肌肉痉挛，易发生颈椎小关节突轻度错位，压迫或刺激神经根或脊髓，出现头的后枕部、肩部和上肢等部位的酸胀、疼痛。而且长时间驾驶易引起疲劳驾驶，容易发生车祸造成颈椎损伤。

（3）选择合适的座椅枕头来保护颈椎：在交通事故中造成颈椎损伤的最常见原因是追尾撞击事故。追尾时，人体在椅子靠背或座位的带动下突然向前或者向后移动，而头部由于惯性仍保持原位，使身体和头部发生不协调的相对运动，从而导致颈椎损伤。实验表明，如果能够让碰撞时给汽车带来的加速度通过座椅靠背及头枕同时传递给身体和头部，就能有效降低碰撞时对颈椎的伤害。这就要求座椅头枕有足够的高度，身体、头部都能有效接触座椅及头枕。大家可购买汽车头枕，装在座椅上，调节到合适的高度，让颈椎处于一种舒适、安全的状态，从而使颈椎免受伤害。

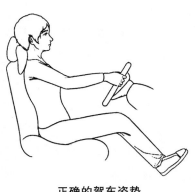

正确的驾车姿势

（4）保持健康的驾车姿势：正确的驾车姿势应保持微微后倾，使座椅的靠背扶托住后颈部（如图）。如果驾驶者采取身体前屈的坐姿，脊柱生理弯曲会处于紧张状态。长期如此，就容易患颈或腰的椎间盘突出症。还有一些不良的驾车习惯，如座椅过高会导致驾驶中身体必然轻微向前倾斜，从物理学和生理学的角度来讲，这个姿势对颈椎的负荷都是最大的，时间一长不可避免地会导致颈椎病。直坐也不是最健康的驾车姿势。其他一些情况，如座椅太低、身体离脚踏距离不合适、手臂长期处于悬空状态等，也会使驾驶员的驾车姿势不正确，增加患颈椎病的机会。

（5）利用等待红灯的间隙活动颈椎：等待红灯时可趁机活动颈椎，做一些保健活动。推荐以下3种保健活动。

● 把两手的手指互相交叉，放于颈部后方，按左右方向来回摩擦颈部20次，令颈部的皮肤发热后，会有很放松的舒适感觉。

● 将头部进行前、右、后、左顺时针方向的缓慢摇晃 1 周。然后反方向,即按前、左、后、右逆时针方向缓慢摇晃 1 周。顺时针和逆时针方向各做 8～10 次。

● 头放正,胸挺直、颈部,双上肢自然下垂,然后两肩同时尽量向上耸起(注意,不是缩颈),使颈肩部有微胀和热乎乎的感觉。两肩耸起后,停 1 秒钟,再将两肩用力下沉。正确的耸肩,既能让肩部自身得到活动,又能用肩去按摩颈椎,从而起到舒筋活血的作用。

如果等待时间短暂,来不及做全套 3 种锻炼,可分段做每种保健活动。

▶ 113. 躺着看电视对颈椎有什么坏处

很多人看电视的时候喜欢躺着,头后面垫高,觉得这样很放松。殊不知,这样看电视对颈椎有很大的坏处。躺在床上或沙发上看电视时,人的身体活动比较少,往往被故事情节所吸引,头部也会经常保持一种姿势不动,当头部转动时,肌肉应答能力就会减弱,导致关节错位、肌肉扭伤,诱发颈椎病的发生,严重的甚至还会出现关节脱位(罕见)。如果看电视时睡着了,在熟睡期间,头颈部长时间保持在某一种姿势,容易使颈部肌肉被拉伤,相当于俗称的落枕。

不良姿势是诱发颈椎病的重要因素。因此千万不要为贪图舒服而总躺着或者靠在沙发扶手上看电视。正确的看电视姿势应该是采取坐位,而且尽可能每看一会儿就要活动一下颈部,变换一下姿势,以免颈部肌肉太疲劳。

易得颈椎病的人群要注意

▪
▪
▪
▪

▶ 114. 中小学生热衷玩电脑也会得颈椎病吗

随着电脑的普及，它已经走入千家万户之中，人们的生活工作学习也越来越离不开电脑的使用。很多中小学生的课余生活就是玩电脑。过度痴迷电脑不利于于健康，对颈椎也有害处。玩电脑时，一般注意力高度集中，两眼紧盯屏幕，只有手指在动。在这种高度紧张状态下，颈部的肌肉非常紧张，时间一长颈部的肌肉会呈痉挛状态，肌肉内血液循环不畅，久而久之，就极易导致颈椎疾病。一旦颈椎有了毛病，严重时就会影响到大脑的血供，出现头痛、头晕等症状。因此有必要提醒这些孩子，玩电脑要适可而止，每隔一段时间休息一会儿，千万不要让颈椎跟着"受罪"。

▶ 115. 如何预防中小学生得颈椎病

中小学生学业繁忙，如果存在长期坐姿、睡姿不正确、用笔不当、不良的生活习惯与连续作业等因素，会迫使颈胸段脊柱的生物力学结构发生多方面的改变，尤其是颈椎生理曲度的改变，进而发生生物力学的综合性失衡，过早出现椎间盘退变，颈椎椎体排列和各组织在形态、生化、生理学等方面逐渐改变，容易产生颈椎病。因此老师和家长不要只顾抓学习成绩而忽略孩子的身心健康,小心青少年颈椎病悄然上身。应该重视孩子们德、智、体全面发展,上课和做作业时教给他们正确的坐姿,并减轻他们的学习负担。具体地说,要预防青少年颈椎病,应该注意以下几个方面。

(1)上课时身体要坐正,头稍向后倾:这样的坐姿可以减轻颈肩部肌肉和韧带的张力。读书、书写位置也要正确,长时间斜读、斜写,会使颈部肌肉、韧带、椎间盘慢性劳损。坚持培养正确的书写姿势(如图),要端坐,坚持"1尺、1寸、1拳头"的原则,即眼纸距约30厘米,握笔为笔下段3~4厘米,胸与桌缘距10厘米以上。

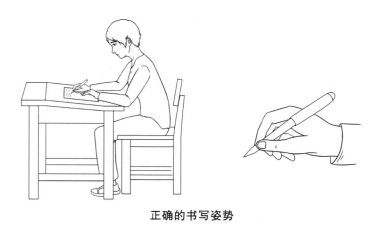

正确的书写姿势

(2)课间休息:经过一节课的埋头学习,应充分利用课间休息时间,站起来活动肩膀和双臂,眺望远方,可以防止头晕和颈肩酸胀不适。有些学生下课了继续坐在座位上用功,这是不良习惯。

(3)桌椅高度不符合要求的要纠正:要根据具体身高调整。

(4)避免光源太高,亮度不够:否则为了看清书本上的文字,学生不得不吃力地埋头阅读,更容易使颈部肌肉劳损。

(5)注意颈部保暖:在教室里要让学生秋、冬季注意颈肩部保暖,夏季避免空调或风扇对着吹。

(6)注意枕头高度:根据中小学生的发育特点,应按不同年龄段设置枕高。一般研究认为:7~11岁应为7~10厘米、12~15岁应为9~12厘米、15岁以后应为11~13厘米。具体要根据个人身高调整。

（7）及时纠正不良习惯：家长和老师要及时指导和督促中小学生纠正不良习惯，如走路看书、路边地面做作业，床上看电视、读书报，坐时东倒西歪，玩电脑过频过久，在昏暗的灯光下学习，卧时不睡枕头或长期睡懒觉等影响颈椎健康的不良习。

（8）肩部放松操：有人主张中小学生在课间做很简单的肩部放松操。具体做法是：① 挺胸站立，双下肢分开至双肩的宽度，两肩一耸一落，为一组动作。② 双上肢屈曲肘关节，向前后摆动，以此来带动两肩胛骨前后运动，运动时注意尽量向脊柱靠拢。停顿片刻，使肌肉得到放松，再做下一次动作。③ 做头部的前屈、后伸及旋转运动。

经常在课间进行颈部肌肉锻炼，既可缓解疲劳又能使肌肉发达、韧度增强，也有利于颈段脊椎的稳定性，增强颈椎顺应颈部突然变化的能力。也可以由学校安排做课间广播操。

（9）若发觉有颈椎不适，及时去医院检查和治疗，不要掉以轻心，耽误治疗，延误病情。

▶ 116. 伏案工作者如何利用工作间歇舒缓颈椎

繁忙的伏案工作中如果要间歇做颈椎操来舒缓颈椎时间可能不够，下面介绍的几种工作间歇的简易锻炼方法，省时又简便，值得长时间伏案工作者一试。如果长期坚持，可减少颈肩痛发生的可能，对已有的颈椎病也有一定的治疗作用。

（1）颈部旋转活动伏案工作者应每隔 1 小时左右，将头颈部向左、右旋转数次，转动时动作应轻柔、缓慢，但应达到向左或右的最大活动范围。

（2）夹肩和耸肩活动：夹肩活动即试图让双肩向对侧做夹肩运动，两肩慢慢紧缩并维持 3～5 秒钟；然后双肩向上做耸肩运动，坚持 3～5 秒钟；重复夹肩、耸肩活动 6～8 次。

（3）撑桌活动：可利用两张办公桌，两手撑于桌面，两足腾空，头往后仰，坚持 5 秒钟，重复 3～5 次。但应注意被撑的两张桌子本身有足够的重量，防止因桌子太轻承受不了人体的重量而翻倒，导致锻炼者跌伤。

上述 3 种工作间歇小锻炼的方法,前两种一般人都可采用。至于第三种,对于年纪稍大些的人来说不宜采用。

▶ 117. 如何预防低头综合征

"低头综合征"一词,最先是由日本红十字会的一位专家定名的。主要症状为头昏脑涨、颈肩背部酸胀麻木、背部疼痛、颈周及肩胛区有广泛压痛感。长期从事低头工作的编辑、作家、会计、打字员、画家、医护人员等,容易患上这种病症。

典型的表现是低头时颈部突出的几块骨头感觉僵硬、酸痛,用手按压时疼痛难忍,而如果使劲仰头或夸张地伸懒腰则会感到很舒服;如果继续发展,麻木、酸肿、胀痛可逐渐由颈部放射到肩、臂和手指,也可放射到头顶、前额、腰背及胸部等,并可以出现眩晕、头痛等症状;有人还伴有视力减退的现象。长此以往,就会加速颈椎的老化,使颈椎产生器质性病变。该病患者的眩晕一般无旋转的感觉,也无听力下降,无眼球震颤,无共济失调,可以与一些神经科的疾病相鉴别。

经常做简易保健操能够预防低头综合征。做简易保健操的目的是锻炼颈肩部肌肉。

(1)缩肩伸颈锻炼:取站立姿势,用力收缩两肩并挺胸,同时用力使颈部向上伸。重复 10～15 次。

(2)颈部屈曲锻炼:取站立姿势,两手十指交叉扶前额,给予一定的阻力,用全力使颈部前屈(即克服阻力做低头动作),坚持 6 秒钟。重复 3～5 次。

(3)颈部侧屈锻炼:取站立姿势,先用左手掌扶托头的左侧部,给予一定的阻力,用全力使颈部向左侧屈(即向左倾斜),坚持 3～5 秒钟。重复 3～5次。再以同样方法做右侧的锻炼。

(4)头颈部后伸锻炼:取站立姿势,双手十指交叉扶托头后枕部(即后脑勺),给予一定的阻力,用全力使头颈部抗阻力向后伸展(仰头)。坚持 3～5 秒钟。重复 3～5 次。

（5）松肩运动：取站立姿势，两手自然下垂，放松颈肩部的肌肉，自然抖动肩颈部 20～30 次。

▶ 118. 如何预防落枕

（1）注意颈部保暖：冬天可用围巾护颈。也可自制一个保护颈肩部的披肩，在睡觉前佩戴好。夏天避免电风扇吹或空调温度过低，尤其不能对颈背部吹凉风。平时避免风吹雨淋。

（2）姿势正确：颈椎病的主要诱因是工作学习的姿势不正确，良好的姿势能减少劳累，避免损伤。低头时间过长，使肌肉疲劳，颈椎间盘出现老化，并出现慢性劳损，会继发一系列症状。最佳的伏案工作姿势是颈部保持正直，微微地前倾，不要扭转、倾斜；工作时间超过 1 小时，应该休息几分钟，做些颈部运动或按摩；不宜头靠在床头或沙发扶手上看书、看电视，避免颈部长时间维持一种姿势引起的颈肩部软组织损伤。

（3）纠正不良习惯：例如长时间半卧位看书报电视，趴在桌子上打瞌睡，或坐在沙发上头倚着沙发休息等。

（4）枕头高低适当：枕头的高度应符合个体的颈椎的生理曲度，以中间低，两头高的枕头最好，枕芯应选择质地柔软，弹性稳定，通气性能好的充填物。同时养成良好的睡眠姿势，可平卧或侧卧位。平卧时，最好在腘窝下（膝关节后面）垫一适度的枕头，使膝关节稍微屈曲。

（5）若反复发作落枕要及时就诊：诊断是否患有颈部软组织疾患，治愈软组织疾患是预防落枕的根本方法。

（6）适当进行颈部锻炼：可作慢速而有节律的颈项前屈、后伸、左旋、右旋、左侧屈、右侧屈、顺时针和逆时针方向转动（如图），每次 10 分钟，每天进行 2～3 次。

（7）自我保健按摩：平时工作、学习时若出现颈项部疲劳，要及时进行自我保健按摩。简单的方法是用示、中、无名 3 指按揉颈项和上背部，重点按揉有酸胀感处，并用拳头轻捶颈、背部，并摩擦颈后两侧的颈项肌，感到局部发热即可。

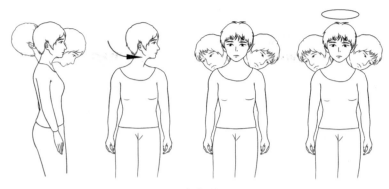

颈部锻炼

▶ 119. 怎样家庭护理截瘫的颈椎病患者

严重的脊髓型颈椎病如果没有及时手术治疗,最终可能会发展成截瘫(四肢瘫痪),此时即使手术也不一定能恢复功能。按照目前的医疗现状,截瘫患者一般不能长期住院,只能回家休养。这就需要患者的家属或护工掌握一定的护理基本知识,才能做好截瘫患者的家庭护理。具体的护理要点如下。

(1)防治呼吸道感染:截瘫患者因肋间肌无力,呼吸动力不足,咳嗽排痰的动力减弱,支气管内常有分泌物聚集,时有呼吸困难,长期卧床易并发坠积性肺炎。因此要注意经常翻身,鼓励患者做深呼吸运动,按腹咳嗽,拍背帮助将痰咳出。有条件的话买个家用压缩雾化吸入机,每天做 2 次雾化吸入,雾化液可用庆大霉素 8 万单位、糜蛋白酶 5 毫克、地塞米松 5 毫克加入生理盐水10～20 毫升混合配置。

(2)保护皮肤、防治压疮:截瘫患者皮肤失去知觉,血液循环差,再加上长期卧床,骨隆突部位受压(如骶尾部等)会使局部皮肤红肿、溃破,长期不愈合,有的向深部溃烂,形成压疮。大而深的压疮可引起感染,大量渗出物使体液丧失,导致感染性休克甚至死亡。间歇性解除压迫是有效预防压疮发生的关键,要勤翻身(不分昼夜地每 2 小时翻身 1 次)、多按摩。可使用充气床垫或在一些骨突部位(如骶骨、髂骨嵴、足跟、肩胛骨等处)用棉花、软垫、气圈垫好,使其悬空,避免受压。床单保持平整、清洁、干燥,一旦污染及时更换,避免潮湿等物理性刺激。大便失禁者保持臀部清洁干燥,鼓励患者吃高能量、高蛋白质、高维生素的食物,以增强营养,提高机体修复能力。已经发生压疮的要定期换药。深的压疮要请医生及时剪去坏死组织,用920油膏、生肌八宝散或中药粉(冰片1份、黄丹粉2份、滑石粉3份,研末混合,消毒)治疗。

(3) 防治泌尿道感染和结石:瘫痪患者不能自己控制小便(即失禁),需长期留置导尿管在膀胱内。为防止膀胱过度扩张或缩小,应间歇放尿,白天每4小时1次,夜间每6小时1次。鼓励患者多饮水,争取每天3 000毫升以上。每日进行膀胱冲洗2次。每月更换导尿管1次,每天更换尿袋1次。保持尿道口清洁,每天可用肤阴洁棉球擦洗1～2次。有尿路感染者,可口服中草药治疗(蒲公英、金银花、金钱草、车前草各50克,水煎成500毫升,每天1剂,分3次服)。必要时遵医嘱加用抗菌药物。

(4) 大便的管理:长期卧床的瘫痪患者,常有大便失禁或便秘的情况。对便秘者,应作腹部按摩,促进肠蠕动和肠内容物移动。如2～3天未排便,可口服缓泻剂,如液体石蜡、酚酞、豆油,或用番泻叶冲水饮用,或用单味大黄10～12克煎服,或口服麻仁丸、大黄苏打片等,也可灌肠。6～7天以上未排便者,粪便已很干结,不易排出,需用手指挖出。对大便失禁的患者,除控制饮食以外,应保持大肠空虚,定期进行彻底洗肠,必要时可口服小剂量鸦片酊,如10%颠茄合剂5毫升,每天2～3次,并使其养成定时排便的习惯。大便一旦排出体外,应及时清洁处理。

(5) 功能锻炼:对瘫痪的肢体,每天被动活动四肢关节数次至数十次(如图),每次活动都要达到正常活动范围,促进四肢的血液循环防止肌肉萎缩和关节僵直,为可能恢复的肢体功能和下地活动创造条件。否则即使神经功能恢复,肢体肌肉已经萎缩,关节已挛缩和畸形,不可能恢复肢体活动功能。

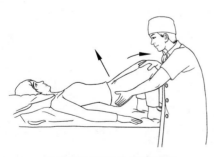

进行肢体关节的被动锻炼

(6) 心理护理:患者肢体不能活动,大小便失禁及各种感觉消失,这对患者及其家属来说都是一个极大的打击,特别是患者本人压力更大,甚至会产生轻生的念头。家属要多与患者沟通，对患者进行精神上安慰、疏导等，使患者紧张的心理状态得以松弛。心理护理要贯穿整个截瘫基本功能训练始终，有的患者在训练初期会因一个简单的动作都不能完成而丧失信心，出现怕苦怕累和依赖心理；有的患者则会操之过急，因活动量太大而产生疲劳虚脱等症状，所以训练时要掌握患者不同时期的心理状态，做好心理康复。

这些自我保健方法请牢记

■
■
■
■

▶ **120. 防治颈椎病"十要"**

颈椎病的防治要从日常生活中的点点滴滴做起,持之以恒,不怕麻烦,才能收到良好的功效。有专家把颈椎病的防治知识总结为"十要",在此推荐给大家。

(1) 要控制每天伏案工作的时间:每天埋头工作、学习或娱乐的时间不宜太长。许多颈椎病患者都有长时间伏案工作的经历,在单位工作 8 小时,回家还要继续用电脑,或者低头看手机玩游戏和发微信。不少青年人从大学毕业后工作仅几年就患颈椎病,追查原因大多如此。

(2) 要在伏案工作期间间歇休息:伏案工作每隔 1 小时左右间断 1 次,站起活动约 10 分钟,让颈肩部的肌肉、韧带得以休息。在伏案工作期间也应该定时改变头部体位,不要一动不动。

(3) 要重视办公桌椅和电脑屏幕的调整:伏案工作、学习时要注意端正头、颈、肩、背的姿势。看电脑屏幕或看书时头不能太低,也不要仰头看电脑屏幕。要正面注视,并使脊柱保持正直。

(4) 要加强颈肩部肌肉的锻炼:在工间或工余时,做头及双上肢的前屈、后伸及旋转运动(例如颈椎操),既可缓解疲劳,又能使肌肉发达、韧度增强,从而有利于颈段脊柱的稳定性,增强应对颈部突然变化的能力以减少颈部外伤的可能。

（5）要增加防治颈椎病的科普知识：可以通过阅读增加有关颈椎病的常识，并将其应用到日常的工作、学习和生活中去，善于用科学的手段防治颈椎病。

（6）要保持情绪乐观，预防或减少疾病的复发：要战胜任何疾病，患者必须树立与疾病艰苦抗衡的思想。颈椎病患者也应如此，要保持乐观精神，配合医生治疗，争取获得良好的疗效，并在医生的指导下预防和减少疾病的复发。

（7）要合理选择枕头：由于高枕而卧会使头部前屈，增加颈椎下段的应力，有加速颈椎退行性变（老化）的可能。因此要合理选择枕头，避免高枕睡眠，改掉不良的睡眠习惯。

（8）要合理服用些补肾益髓之物：如胡桃、山萸肉、生地、黑芝麻等属于这类药物。根据中医理论，这些药食同源之物可起到强壮筋骨、推迟骨与关节退行性变的作用，从而能达到预防颈椎病的目的。

（9）要在日常生活中注意各种细节：冬天注意颈肩部保暖，夏天时空调不能对着颈肩部吹；避免头颈负重物；避免过度疲劳；坐车时不要打瞌睡；防止各种原因的颈部外伤等。

（10）要及时治疗颈肩和背部的软组织损伤：对颈肩和背部的软组织损伤应该及时治疗，这样才能防止其发展为慢性疼痛，进一步发展为颈椎病。

▶ 121. 防治颈椎病"十不要"的具体内容是什么

（1）不要认为颈椎病不能预防：颈椎病与颈椎退行性变（老化）密切相关，而老化是不可抗拒的自然规律，因此有人认为颈椎病不能预防。其实，许多青少年和中年人也得了颈椎病。很多人的颈椎病是由于不健康的生活方式所致，预防起来并不难。现在医学上已证实与颈椎病相关的危险因素有环境温度和湿度、吸烟史、急性和慢性咽部感染史、软床高枕、每天平均持续低头工作超过4小时等。要通过宣传，使患颈椎病高危因素的常识得到普及，尤其是使青少年和中年人群做好自我防护，有效避免患病。

（2）不要把颈椎病扩大化：很多人因颈肩痛或体检时去摄片，发现颈椎有骨刺生长,就认为是颈椎病。其实骨刺是骨骼的老化改变,医学上称为退行性变。就像人老了会有白发和皱纹一样,是一种正常的生理状态,并不一定导致颈椎病。而且骨刺的大小、严重程度与颈椎病不成正比。只有当骨刺压迫神经根、脊髓、血管时,才会得颈椎病。

（3）不要把颈椎病误认为是其他疾病:由于颈部解剖结构复杂,颈椎病的症状千变万化。据报道,约有5%的不典型颈椎病容易与梅尼埃综合征(又称内耳眩晕病)、动脉硬化、胃病、神经官能症、更年期综合征及冠心病、高血压相混淆。要想到上述这些少见的颈椎病表现形式。如果错误地当作其他疾病治疗,症状是不可能彻底缓解的,所以,患者应选择到正规的医疗机构及时就诊。

（4）不要以为骨刺可以通过药物消除:椎间盘退变导致颈椎失稳,引起一系列相关症状。但另一方面,机体通过椎体骨质增生(骨刺)来增加椎体间的接触面积,达到稳定的代偿作用。骨刺的出现是机体的一种保护性反应,还给患者带来了好处,这也是医生对多数颈椎病患者首选保守治疗的依据。骨刺既不能用药物软化,更不能用药物溶解。因为骨刺与正常骨骼的组织结构相同。如果说有什么药物可以将骨刺消除,正常的骨骼也就完蛋了。有些药品销售商宣称通过口服或外敷某药可消除骨刺,这是毫无科学依据的。如果骨刺压迫神经、血管等而引起症状,只有手术才能消除。

（5）不要认为年轻人不会得颈椎病:颈椎病多发于老年人,这是不争的事实。但临床上也确实发现,到医院诊治的颈椎病患者中,年轻人越来越多。现在的年轻人花费大量时间埋头操作电脑、打游戏机、低头玩手机,再加上工作和学业繁忙,使颈部长时间保持在一个姿势,导致颈部血液循环不良,久而久之易患颈椎病。

（6）不要认为颈椎病无法治疗:不少患者认为颈椎病是老年性疾病,与人的衰老有关,无法治疗。其实颈椎病治疗的方法很多,可选择物理治疗,如颈椎牵引等,并口服药物,一般症状可以缓解,如脊髓等部位受压可以选择手术。

（7）不要忽视简单易行的治疗方法:一些简单易行的治疗方法值得推荐。

热敷是一种简单易行的方法。有些秘方如小口袋里放点炒热的盐,稍微凉一下,放在颈椎上,等待盐的温度凉下来以后再拿下来,这样可以热敷活血;

把姜切成丝放在袋子里,于睡前系脖子上,原理也是热敷。

热水冲颈部,就是洗澡时用能接受的最热的水冲洗颈部 5 分钟,可以缓解病情。但是这个方法很浪费水,节约用水的方法是将热水袋敷或暖宝宝放在颈后部,只要能坚持,不怕麻烦,也能起到治疗作用。

(8)防治颈椎病不要小病大治:有些患者因缺乏颈椎病防治知识,当得知自己患了颈椎病,既紧张又求医心切,觉得多用药、用好药就能迅速治愈。于是中西医结合,多种药物联合应用,例如,颈椎牵引、按摩、药物外敷、针灸一哄而上,过度治疗,费钱又费时。其实,颈椎病采用何种方法治疗因人而异,不少患者采用单一的方法就能获得显著疗效。

(9)不要害怕手术:很多患者都害怕手术,一听到要手术治疗,都摇头拒绝,一拖再拖。等到病情逐渐加重而愿意手术时,则由于年迈,患有严重高血压、糖尿病和冠状动脉硬化性心脏病等手术禁忌证,不能手术,或脊髓神经功能发生了不可逆的损伤,即使手术,功能恢复也不理想。特别是脊髓型颈椎病采用非手术疗法,很难取得满意的效果,一旦确诊应及早手术解除骨刺、椎间盘等对脊髓的压迫。时间久了,脊髓已经变性,疗效往往不满意。

(10)不要对脊髓型颈椎病患者行颈椎牵引治疗:颈椎牵引(又称枕颌带牵引)适用于脊髓型以外的各型颈椎病。然而,有些医生没有很好地掌握颈椎牵引适应证,由于对脊髓型颈椎病患者行颈椎牵引治疗而使症状加重的病例时有发生,应引起重视。

▶ 122. 怎样做预防颈椎病的保健操

颈椎病与颈椎的退行性改变密切相关。随着年龄的增长,颈椎椎间盘纤维环弹性减退,椎间盘向四周突出,椎间隙狭窄,椎体边缘骨质增生,椎间不稳,黄韧带肥厚、变性,钩突关节和小关节增生等。这些改变统称为颈椎退行性变。正是这些改变,以不同方式压迫颈脊髓、神经根、椎动脉,产生颈椎病。

适当的医疗体育锻炼(运动疗法)能改善颈椎椎间关节的功能,增强肌肉、韧带、关节囊等组织的紧张力,从而加强颈椎的稳定性,改善颈椎的血液循环,矫正不良的身体姿势。实践证明,长期进行医疗体育锻炼有助于改善颈椎病的症状、巩固疗效、减少复发。故在颈椎病的预防和治疗中,运动疗法起着重要作用。下面介绍一套颈椎病医疗体操:

（1）头向前伸,向上伸,反复 2 次,然后向左、后、右、前绕环;下一次向相反方向绕环。

（2）正坐,头部向左旋同时左手伸向右肩。两侧轮流。

（3）正坐,头颈向左侧屈,左手经头顶触右耳。两侧轮流。

（4）正坐,低头含胸,两臂在胸前交叉,然后挺胸,两臂尽量外旋,肘屈,头左旋目视左手。两侧轮流。

（5）正坐,两手抱头后,头用力向后伸,同时两手用力阻止头部后伸,1～2秒钟后放松。

（6）正坐,两肩外展,两肘屈曲,左肩外旋至左手向上,右肩内旋至右手向下后方,同时头左旋目视左手。两侧轮流。

▶ 123. 如何采用按摩手足与简易颈椎操相结合的方法防治颈椎病

患颈椎病时,由于颈部神经受到压迫或刺激,使颈部肌群和韧带等组织失去正常的活动功能,因而出现症状。按照中医学理论,按摩能疏通经络,行气活血,理筋复位。为此,按摩手足部有关反射区,可以使颈椎逐渐恢复正常功能,达到防治颈椎病的目的。为了增加疗效,可先做手足按摩,然后做简易颈椎操。但两者每次的遍数应相同。

在手、足部有颈椎反射区。手部的反射区位于双手拇指末节掌侧肌肉丰富的地方(又称肉球)近掌心端侧处;足部的反射区位于双足拇趾末节足底侧肌肉丰富的地方(又称肉球)的内侧尽头处。

（1）手足按摩的方法:使示指和拇指拱成钳状,即用拇指与示指对捏,捏手部或足部的颈椎反射区位置,向指尖(或趾尖)方向牵拉,然后向左、向右旋转,再向指尖(或趾尖)方向牵拉。连续做完上述动作算一遍。

按摩时所用力的程度中等,不宜太轻,亦不要太重。如果你是尚未得颈椎病的长期伏案工作者,目的是预防,可每天早、晚各 1 次,每次 8～10 遍;如果是颈椎病患者出于治疗目的,可根据实际情况,每天多做几次。

（2）简易颈椎操：使颈椎慢慢向前屈曲（做低头动作），直到不能再前屈为止,再较快速地尽量前屈 1 次。

使颈椎慢慢后伸（后仰），直到不能再后伸为止,再较快速地尽量后伸 1 次。

使颈椎慢慢向左、右方向旋转,直到旋转至最大角度为止,再较快速地向左、右各旋转 1 次。正坐位姿势做操或立直后做操都可以。

扫码观看视频

▶ 124. 怎样做颈椎病老年保健操

人到老年,机体各方面都在慢慢退化,颈椎也是如此,椎体、椎间盘、韧带和肌肉都会逐渐退变,一旦出现劳损,更容易患颈椎病。为了预防颈椎病,老年人可通过老年颈部保健操来强化颈部肌力,尤其是还在伏案工作,或经常久坐搓麻将、打牌或炒股票的老年人,更需要通过锻炼强化颈部肌力,从而达到防病与未然的目的。

颈椎病老年保健操的运动强度和运动量都不能太大,可选择动作简单、易记、内容少的项目,活动时间也不宜过长,以免发生意外。下面介绍一套复旦大学医学科普研究所研发的,适合老年人的颈部保健操,请扫二维码参照视频锻炼。

上述动作若每天能做 2～3 次，坚持数年不要间断，可使老年人颈部的肌肉得到充分锻炼，有益于延缓颈椎的退行性变，并起到预防颈椎病的作用。

扫码观看视频

你学会了吗？

"颈颈"有条看这里↑　　术后康复看这里↑　　微创手术看这里↑

颈椎病那些事看这里↑　　中青年颈椎健身操看这里↑　　老年颈椎健身操看这里↑